気持ちが晴れればうまくいく

「こころ」を健康にする本Ⅱ

大野裕

発行　日経サイエンス社
発売　日本経済新聞出版社

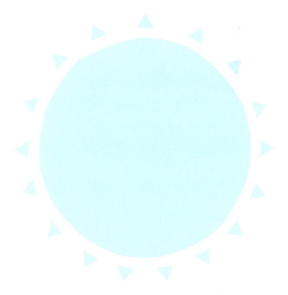

こころの居場所はありますか?

目次

第1章　うまくいかなかったらどうしよう

第3章　何をしても楽しいと感じられない

第4章　感情が抑えられないとき

第5章　子どもと向き合うときに大事なこと

第6章　こころの力を生かそう

装丁　夏米怜

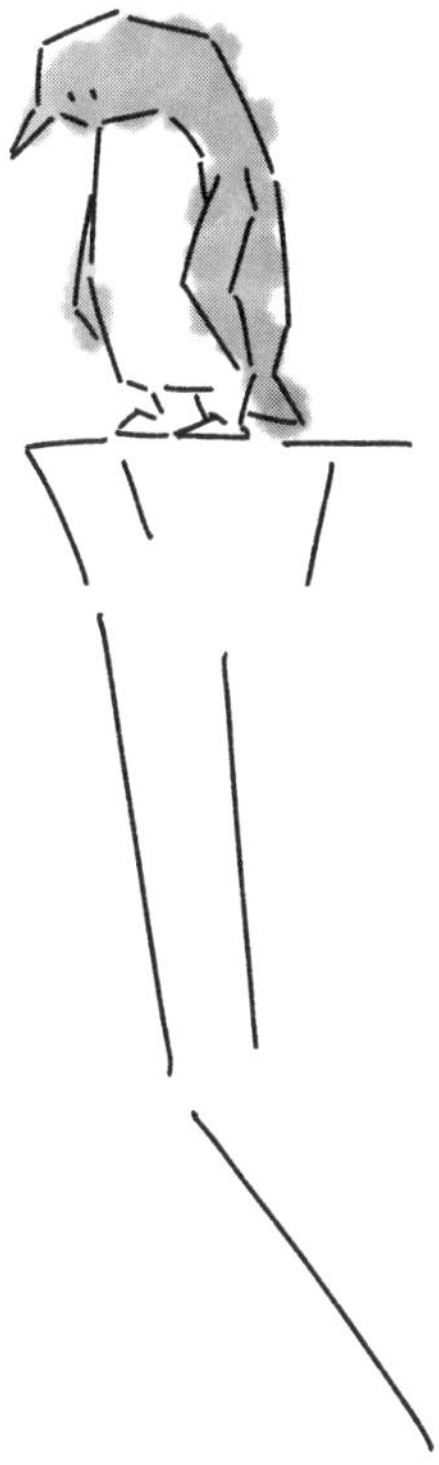

第1章

うまく
いかなかったら
どうしよう

不安な気持ちをエネルギーに

私はかなりの心配性だ。不安を感じなくなったらずいぶん生活が楽になると考えていた時期がある。ところが、ある時から、不安を感じるから自分の力を発揮することができると考えるようになってきた。

何かをしようとするとき、失敗するんじゃないかと不安を感じるからこそ、必要な準備をする。もし不安をまったく感じないと、成り行きに任せて失敗する可能性が高くなるだろう。そう考えると、不安を感じるのは悪いことではないと思えてくる。むしろ、自分を守る大切な感情なのだ。

私は講演をする機会が多いが、何度経験しても不安な気持ちは抜けない。うまくいかなかったらどうしようと考える。でも、そうした不安があるから準備をするし、話をしている途中も聴衆の反応を気にしながら話を進めることができる。聴衆の反応を見て「うまくツボに入った」と感じられると嬉しくなって、話のテンションが上がってくる。「退屈そうだ」と感じたときには、聴衆の関心を引くようなエピソードを入れて、聴衆のテンションを上げる。

不安な気持ちがエネルギーになって、聴衆とのコミュニケーションが展開している。こうした体験から、最近は、不安を味方にすることが大事だと考えられるようになっている。

緊張する場面を乗り切る
——ポジティブ感情、上手に

こころの動きを自動車にたとえて、ネガティブな感情はブレーキ、ポジティブな感情はアクセルの働きをするといわれる。

気持ちが沈んだり心配な気持ちが強くなったりするのは、何かがうまくいかないときや危険なことが起こりそうなときに、スピードを落とせとこころが知らせようとしているのだ。一方、晴れ晴れとした気持ち、楽しい気持ちになっているときは、そのまま進み場合によっては加速してもよいとこころが判断しているといえる。私たちのこころは、ネガティブ感情とポジティブ感情を上手に使ってペース配分している。

こうしたこころの動きについて考えたのは、センター試験のニュースを見て、かつて私自身、試験問題を解くときにはまず解答できる問題から解いていくように勧められていたことを思い出したからだ。

最初に取り組んだ問題を解くことができれば嬉しい気持ちになる。他の問題も同じように解けるかもしれないと自信がわいてくるし、入学試験に通るかもしれないという前向きの考えも出てくる。そうした気持ちになって次の問題が解けるとますます前向きになる。解けそうな問題から取り組めという教えは、上手にポジティブ感情を使ってこころのアクセルを入れろという教えだったのだ。

ところが緊張すると、そうした柔軟な対応ができなくなる。失敗してはいけないと考えて、型どおりに最初の問題から取り組もうとしがちだ。そうしたときに、このようなこころの動きを意識して柔軟に問題に取り組むと、本来の力が発揮できるようになる。

何が問題か目を向ける
――ネガティブ感情にも効用

日本の高校生はネガティブに考える傾向があるという調査結果を、テレビの情報番組が紹介していた。国立青少年教育振興機構が米国、中国、韓国と共同で実施したもので「自分がダメな人間だと思うことがある」と答えた高校生の割合が日本で突出して高く、7割以上に達していたという。

私自身も悲観的に考える傾向が強いが、いまの高校生も同じで、これが日本人の特性なのかもしれないと考えながら番組を見ていた。しかし調査結果を紹介した後、高校生にインタビューする場面を見て、悲観的に考えるのは必ずしも悪いことではないかもしれないと考えた。

インタビューを受けた女子高校生は「イベントか何かでみんなをまとめきれなかったときに自分はダメだと考える」と答えていた。うまくいかないことがあったとき、大丈夫だと考えてむやみに先に進むと、きちんと問題に目を向けることができなくなる。うまくいかないことがあれば少し立ち止まって、何が問題なのか、どうすればよいのかと考えてみる必要がある。

将来はよいことが起きるだろうと楽観的になりすぎると、努力しようという気持ちが弱くなるかもしれない。それは決して好ましいことではないだろう。

もちろんネガティブに考えて身動きとれなくなるのはよいことではないが、ここで大事なのは、あることが起きたときに、ポジティブに考えるかネガティブに考えるかではない。目の前に起きていることをあるがままに受け止め、次にどのように進めばよいかを考えて、実行に移せる力を大切にしたい。

楽観と悲観
――理想は3対1のバランス

2015年11月に都内で日本ポジティブサイコロジー医学会の学術集会が開かれた。この学会は何でもポジティブに考えることを勧めるのではない。ポジティブな感情もネガティブな感情も大事なこころの動きだという立場から、医学的な研究成果などを話し合っている。

こころの健康のためにはポジティブとネガティブの感情のバランスが大切だ。これまでの研究から、ポジティブとネガティブ感情の割合が3対1のときが黄金比で、こころのバランスが最もとれているとされる。

ネガティブ感情には私たちを守る働きがある。気持ちが落ち込んでいるときは、何か大切なものをなくしたかもしれないと、こころの警報器が鳴っている。不安になっているのは、危険が迫っている可能性を知らせるアラームだ。腹が立つのは、ひどいことをされているのではないかというこころの警報だといえる。

そうしたときは、ちょっと立ち止まって、問題がないかどうか確認しなくてはならない。簡単に「大丈夫だ」と考えて、せっかくの警報を切ってはいけない。

一方、ポジティブ感情は私たちの持つ力を引き出す働きをしている。気持ちが明るくなれば、いろいろなアイデアがわいてくる。自信を感じられれば、難しそうなことに挑戦しようという考えが出てくる。失敗しても、そこから新しい発見につながることを見つけようという気持ちになる。

ポジティブとネガティブ感情はそれぞれこころのアクセルとブレーキだ。バランスのよい使い方を身につけられれば、こころは健康に働くようになるのだ。

困ったときの一手

——感覚を大事に対処する

知人が関わる財団の講演会に招かれたとき、トップ級の将棋のプロ棋士が登場した。

優れた棋士は何手も先を読むといわれる。その棋士も、何手先を読むのかと聞かれるという。棋士は頭の回転が速く、ずいぶん先の手を読んで最適の手を見つけ出すのだろう、と私のような素人は思っている。

実際、最近はコンピューターソフトが発達して、将棋の対局で人間に勝つ場面が増えてきた。将棋ソフトが手を読む速度は、驚くほど進歩している。それでも、プロ棋士にソフトがかなわない場面は少なくない。どうやらそれは、考える脳と感じる脳の協働的な働きにヒントがあるようだ。

棋士の話では、優れた人は理性的に手を読むだけでなく、自分の感覚を大事にしながら将棋を指しているという。少なくとも私が理解した限りでは、将棋の指し手を判断する際は、理性よりも感覚の方が大切になる場面が多いようだ。言葉を換えれば、将棋では考える脳も大切だが、それ以上に感じる脳が大切なのだ。

ある局面で長考に入り、いろいろ考えた末に駒を置く。しかし、その手がよくないときは、全身が不愉快な感じになるという。感じる脳が働いて、体が反応するのだ。逆によい手だと、幸せに感じるという。

こうした感覚は、将棋のような勝負事だけでなく、私たちの生活でも大切だ。感覚を大事にしながら生活すると、いろいろな問題に直感的に対処できて、こころが健康になっていく。私たちのこころと体が持っている力の可能性を感じられる講演だった。

失敗に直面
――目を先に、夢に向けよう

2015年にノーベル賞に輝いた梶田隆章さんと大村智さんが、授賞式でメダルと賞状を受け取る場面を新聞やテレビなどで見た人も多いと思う。受賞者のこれまでの道のりを見聞きすると、決して平たんではなかったことがわかる。

梶田さんは、観測装置の光センサーが大量に破損するという事故を体験した。それを乗り越えて研究を続けてこれたのは、素粒子研究を通して真実を追究したいという夢があったからだろう。長い目で見た夢があれば事故は事故でなくなり、失敗は失敗でなくなる。

私たちは直面する問題にこころを奪われ、それがすべてのように思えてしまう。目の前の問題に対処することは必要だが、それが極端になると、自分の本来の目的を見失ってしまう。

目の前の失敗は、本来の目的に向かうために起きた付随的なことにすぎないのに、その失敗が中心の課題のように思えてきてしまうのだ。そうすると、いかにも大事なことを失敗して、その先の道まで閉ざされたように考えてしまう。

たしかに失敗は失敗だが先の道がすべて閉ざされたとは限らない。考えと事実は違うのだ。そうしたときに、目の前の問題と長い目で見た本来の目標つまり夢を、区別して考えられるかどうかがポイントになる。

夢といってもノーベル賞受賞などではなく、家族を大切にするといった日常にあるものでももちろんよい。先に目を向けながら、しかし今を大切にすることは、大村智さんがストックホルムでの講演で引用した「一期一会」をこころがけるということだろう。

ルーティンの作用
――考えすぎの呪縛解く

ラグビー日本代表の五郎丸歩選手のルーティンの意味について取材を受けた（2016年5月当時）。あくまでも一般論として、緊張したときに自分を取り戻す方法としてルーティンが役に立つという話をした。

イチロー選手がバッターボックスに入ったときのしぐさもルーティンのひとつとして有名だが、ルーティンをするのは一流の選手だけではない。私たちも自分の行動を振り返ると、緊張する場面で特定のしぐさをしていることに気づく。それがルーティンだ。ルーティンで緊張の流れを一度断ち切り、自分を取り戻している。その結果、冷静になり、現実の問題に適切に対応できるようになる。

緊張しているとき、周囲の危険性を大きく考えすぎていることが多い。だから緊張するのだともいえる。緊張しているのだから、実際に危険な問題が起きているのだろう。その問題に対しては、何かしらの解決策を考えなくてはならない。

緊張が強くて危険性を現実以上に大きく考えるようになるのは、問題に意識が集中しているためだ。問題以外の現実が目に入りにくくなり、問題が現実以上に大きいものに思えてくるのだ。

問題にばかり目が向くと、いつものような判断ができなくなる。自分を見失って、頭がいつものように働かなくなってくる。体にも必要以上に力が入ってくる。これでは良い解決策が思い浮かぶはずがない。

そうしたときにルーティンをすれば、本来の自分を取り戻せる。不必要に考えすぎず、自分の力をうまく発揮できるようにもなる。

不安と向き合う
——思い悩まずやってみる

減ってきたとはいっても、今なお毎年2万人を超す人が自ら命を絶っている。そうした人たちを少しでも減らしたいと考える人たちが集まって日本自殺予防学会がつくられた。２０１６年は自殺対策を議論するアジアの学会との合同開催となり、世界から多くの人が集まって活発な議論が交わされた。

私も発表の機会を与えられたが、英語で発表し議論をしなくてはならないので気が重かった。しばらく英語に接していない私にとってはチャレンジの体験だった。そもそも私は、人前で話すのが苦手だ。人からどのように評価されるか自信がないからで、話す前にはいつも不安になる。

今回のように英語を使わなくてはならないと、ますます不安が強くなる。不安が強くなると、私たちはつい、そうした状況を避けようとしてしまう。

良くない結果になるのではないかと心配になるからだ。

しかし、そこで逃げてしまうと一時的に気持ちは楽になるが、結局は逃げてしまったという不全感だけが残る。次に同じような状況に直面したときに、それまで以上に不安になり、緊張してしまうことになる。

良くない結果になるかどうかは、やってみないとわからない。仮にうまくできなかったとしても、次に工夫するポイントが見えてくることが多い。そう自分に語りかけて学会で発表すると、最終的には発表も討議も無事にこなせた。年を取ってもいまだにこうしたことで思い悩む自分には少しあきれてしまうが、思い切って行動できた自分を少し褒めることができた。

マルチタスクに注意
――集中力低下、効率悪化も

電子メールができてからいろいろな人との情報共有が簡単にできるようになった。私のような筆無精は、手紙を出そうとしてもなかなか書くタイミングがつかめない。便せんや封筒、ペンを出さないといけないし、書き始めても結構書き損じることが多いので、つい先延ばしになってしまう。

一方、電子メールは、思い立ったときにスマートフォンやパソコンを開くだけで、すぐに書き始めることができる。書き損じても簡単に修正ができて、ボタンを押せばすぐに送信できる。良いことずくめのようだが、一方で注意しないといけないこともある。

じつは、わたしは電子メールの返信が早いといってほめられることがよくある。パソコンで雑誌や本の原稿を書いているときも、その横に電子メールを開いていて、簡単なものにはすぐに返信することが多い。

ほめられるのは嬉しいが、すぐに返信することにはリスクもある。すぐに送れるだけに、文章を送った後に変換ミスに気づいて恥ずかしい思いをすることがある。簡単だと思うとじっくり考えなくなるので、それだけ失敗も多くなるのだ。それに、原稿を書きながらメールに同時に気を配っていると集中力が低下する。それも失敗しやすさの一因になっている。

ひとつの作業だけをするシングルタスク状態にくらべれば、同時にいくつかの作業をするマルチタスク状態の方が、ずっと作業効率が悪い。原稿を書きながら同時に電子メールを気にしてすぐに反応するようにしていると失敗する可能性が高くなるのはそのためだ。

縦に並べて一番前に集中
――こころの力を分散させずに

自殺対策の講演会で何度かご一緒した気象キャスターでエッセイストの倉嶋厚さんが２０１７年８月に亡くなった。93歳だった。倉嶋さんは妻を亡くした後に深刻なうつ病になり、自ら命を絶とうとしたこともあったという。そのときの苦しい体験をもとに書いた著書『やまない雨はない』（文春文庫）がベストセラーになり、精力的に講演もこなしていた。

倉嶋さんの著作や講演は、体験の裏づけがあるのでとても説得力があり、聴衆に力を与えるものだった。なかでも、悩んでいるときには問題を縦に並べるという助言はわかりやすく、すぐにでも実践できるので、私の講演でも紹介することが多い。

倉嶋さんは子どもの頃、あれこれ考えて悩むことが多かったらしい。それを見ていた父親が、問題を縦に並べて取り組むとよいとアドバイスしたという。

悩んでいるときは一般に、複数の困りごとを抱えていることが多い。その複数の問題を横に並べてあれこれ考えている。しかし、それではひとつの問題に集中できない。こころの力が分散して効率的に問題に取り組むことができなくなるからだ。そうすると焦る気持ちが強くなって集中力が落ち、ますます問題に取り組む力が失われていく。

そのようなときには、問題を縦に並べて、一番前の問題から取り組むとよいという。そうすればそのひとつの問題に力を集中できて、問題を解決できる可能性が高くなる。それが自信を生み、次の問題に取り組むことができるようになる。じつに実践的な教えで、私自身も生活のなかで悩んだときに使わせてもらっている。

困ったときは手動モード
――普段は自動操縦で省エネ

私たちは、いろいろと考えて行動しているようでいて、じつはほとんど考えないで行動していることが多い。

毎日の生活のなかでいろいろな出来事に出合ったときに、ひとつひとつその意味や手順を考えていたのでは、いくら時間があっても足りない。だから、多くの出来事は瞬間的に判断して行動する。自動操縦的な判断はこころの省エネモードということができる。

こころの省エネモードはそれだけではない。いろいろな出来事を、ざっくりと判断している。良いか悪いか、できるかできないかを二者択一する。現実を細かく調べてひとつひとつ判断していると時間がかかりすぎる。そうした作業は、おおざっぱな判断をした後にした方が効率的だ。

それは、原始時代、猛獣などの危険にさらされていたときのなごりだろう。茂みのなかに何か動くものが見えたときには、その意味を瞬間的に判断して、逃げるかどうか決めなくてはならない。近づいて確認しようとすると、突然猛獣に襲われないとも限らない。

最近読んだ本に、私たちの脳の働きは人類が生まれて以来数十万年、バージョンアップされないままだと書かれていた。たしかに、日常のこころの動きを見ていると、原始時代と変わっていないように思える。

ほとんどの局面ではそれで問題ないが、何か問題が起きたときには時代遅れの反応になっている可能性がある。そうしたときには、ちょっと立ち止まって手動モードに切り替え、今の時代にあった対応ができるようにする必要がある。

パニック発作
――原始的な反応、逆に負担

自動操縦で起きる瞬間的なこころの反応が原始時代から変わっていないことは、前に書いたとおりだ。だからこそ、気持ちが動揺したときにはちょっと立ち止まって、現実に目を向けなおす必要がある。原始的な自動操縦から、色々な側面を考えて対処する手動操縦に切り替えることで、現実の問題にうまく対処できるようになる。

原始的、瞬間的な反応が起きるのは、こころだけではない。体もまた同様の反応を起こすことがある。たとえば、「パニック発作」と呼ばれるものがまさにそれだ。何かのきっかけで急に不安が強まり、心臓の鼓動が高まる。顔は青ざめ、手のひらや足の裏にじっとりと汗がしみ出してくる。体の反応にこころが反応してますます不安が強くなり、そのために体の反応も強まっていく。こうしたこころと体の悪循環が急激に起きる。

パニック発作もまた、原始時代の体の反応だ。私たちの祖先は、例えば動物に襲われそうになって危険を感じると、緊張して戦闘態勢に入った。闘うために必要な筋肉にできるだけ多くの血液を送れるよう、心臓は全力で動き出す。顔の皮膚など闘いに関係しない場所の血管は収縮する。こん棒を持つ手が滑らないよう、手のひらに汗が出る。足の裏に汗をかくのも、大地をしっかりと踏みしめられるようにするためだ。

こうしたからだとこころの変化は、原始時代には必要だが、動物と闘う必要のない現代社会ではかえって負担でしかない。パニック発作が現れたときには、そう考えて冷静になれると不安はやわらぐ。

心身のエネルギーを生かす
——まず重要な課題から

仲間と食事の話をしているときに、最初に好きな食べ物から食べるか、好きな食べ物を最後に残しておくかが話題になった。私は好きな食べ物は最後に残すタイプだが、まったく逆の人もいて話が盛り上がった。

私が好きな食べ物を最後に食べるのは、最後まで食事を楽しむことができると思うからだ。一方、最初に好きなものを食べる人たちは、そうすることで気分が良くなって、最後まで食事を楽しむことができると考えるという。それはそれで一理あると思うし、どちらを選ぶかはその人次第、性格が影響するのだろう。

これが仕事となると、好き嫌いだけで優先順位をつけることができなくなる。私たちは、苦手な仕事や難しい仕事があるとつい先延ばしにしたくなる。

「うまく仕事を進められないのではないか」と心配になって躊躇してしまう。

しかし、仕事の場合は、先に延ばすほど、うまくいかなくなる可能性が高くなるから注意が必要だ。重要な課題を先延ばしにしている場合には、気になって目の前の課題に集中する力が落ちる。時間が経てば、それだけ精神的にも肉体的にも疲れがたまってくる。失敗したくないという考えのために、かえって自分の力を発揮できないような状態に自分を追いやってしまっているのだ。

こうしたことを防ぐためには、その課題がどの程度重要かを判断して、重要な課題から取り組むようにする。心身のエネルギーが最大限に残っているときに重要な課題に取りかかれば、仮にうまくいかないことが出てきても役に立つ対処法を思いつくことができる。

適度な緊張感で良い成果
——緊張を解くことも大事

今年の正月は比較的ゆっくりできた。それはそれでよかったのだが、あまりゆっくりした気持ちになりすぎると思いがけない失敗をすることがあるので、注意しなくてはならない。

このようなことを書くのは、私自身、正月にのんびりしすぎて連載の原稿を書くのを忘れそうになったからだ。できるだけその時期に合うテーマを選びたいと考えて、比較的ギリギリに原稿を書くようにしているのだが、今回はのんびりしすぎて、いつの間にか締め切りがきてしまっていた。

ストレスを感じなさすぎると仕事のパフォーマンスが上がらないというのは、自ら体験した感じだ。ストレスを感じるからこそパフォーマンスがあがることを示した実験がある。心理学者のヤーキースとドットソンがした実験で、ネズミに白と黒を区別する課題を与え、間違えると電流を流して学習を促した。

その結果、流す電流の強さによって失敗の頻度が変わることがわかった。電流が全く流れなかったり、軽くしか流れなかったりすると失敗が増える。気が緩み油断するからなのだろう。電気刺激を次第に強くすると失敗は少なくなるが、強くなりすぎるとまた増えてくる。失敗すると大変だと考えて緊張するからなのだろう。

パフォーマンスが落ちたり失敗が多くなったりするのは、人間も同じだ。パフォーマンスを上げるためには、ほどほどの緊張感が必要なのだ。もっとも、緊張がずっと続くと疲れがたまるので、適度に緊張を解くことも大切だ。適度に緊張し適度に緊張を解く。その加減はいくつになっても難しいと感じている。

難しい課題は低い緊張で
——空回りを避ける

何かをしようとするとき、適度に緊張しているとパフォーマンスは上がるが、緊張が弱すぎても強すぎてもパフォーマンスは落ちるというネズミの実験結果を前に紹介した。ヤーキース・ドットソンの法則と呼ばれるものだが、この研究から、取り組む課題によって適度な緊張状態の程度が違うこともわかっている。それによれば、課題がやさしいときには緊張状態が高い方がよいし、難しいときは緊張状態が低い方がよいという。

この時期、大学受験が本格的になる。私は3年間大学浪人をしただけに試験と聞くと反射的に緊張するクセがある。いまだに試験を受けている夢を見て、はっと目が覚めることがある。

大学入試を受けていたときも、失敗すればするほど、また失敗するのではないかと考えて緊張してしまったように思う。試験日が近づくと教科書や参考書をひっくり返して目を通し、忘れているところが見つかったり、解けない問題が出てきたりすると焦って、さらに勉強するということを繰り返していた。

今になって考えると、大学入試という難しい課題に取り組むときに、あえて自分から緊張を高めるという、まったく逆効果の対応をしていたのだとわかる。だがその頃はそうした知識がなく、気持ちだけが空回りをしていた。

大学入試の出題範囲の広さを考えると、個別の問題に目を向けるのはほとんど意味がない。むしろ、好きな本を読んだり音楽を聴いたりしてリラックスしていた方がよかったと思う。大学入試に限らず、このように課題によって緊張をコントロールできるとよいだろう。

浪人生活
——自信のなさ、逆に役立つ

成人式のニュースを見るたびに思い出すのだが、私は成人式を経験していない。中学時代から下宿生活で出身地の愛媛県を離れており、物理的に参加できなかった。それに心理的にも、成人式を祝おうという気持ちになどまったくなれなかった。大学浪人をしていたからだ。

浪人というのは根無し草のような存在だ。一応予備校に通ってはいたものの、正式には所属している組織がない。私たちは、どこかに所属することで自分の存在を確認しているところがある。それがまったくできないというのは心細いものだ。浪人生活の間、自分が何者か、若い私には確認するすべがなかった。

それに浪人をしていると、先がまったく見えない。1年目はまだ、次の年には合格できるだろうという希望を持つことができた。しかし2年目になり、3年目になると、一体自分が今後どのようになっていくのか、まったく見えなくなる。この先いくら頑張っても大学に進むことはできないのではないかと考えて、こころの中が文字通り暗くなっていくのを感じていた。

そうしたなかでも頑張れたのは、環境的にチャレンジが許されたことも大きいが、意外と自信のなさが役に立ったように思う。自分の力に自信がもてないために、ここで諦めたらすべてが終わってしまうという恐怖感がわいてきて、とにかく全力を尽くすしかないと考えていた。

先がないように思えても、諦めなければ変わってくる部分があるということを、そのとき身をもって体験することができた。

受験勉強
——ムダのない思考、学ぶ訓練

大学入試センター試験が終わり、問題と解答が新聞各紙に掲載された。私もちょっと目を通したがほとんど答えられない。理科や数学などは、質問の意味さえわからない問題がある。

もともと理系科目は苦手だったが、ここまで能力が落ちてしまうのかと暗い気持ちになった。しかし医師として社会に出てからは、大学入試で必要になる理科や数学を使うことはなかったからやむを得ない、と自分を納得させようとした。

それなら何であのような難しい勉強をしないといけないのか疑問に思えるかもしれない。社会に出てから使わないような数学や理科を勉強するのはムダに思える。しかし、ちゃんと意味がある。分野が違っても、基本的な思考過程には共通する部分が多いからだ。

ある物理の教師は、天体の動きについて説明しながら、それが真実だと証明されているわけではないと言った。しかし、その理論を使うと、現実の現象をもっともムダがなく美しく説明できる。その美しさに惹かれて物理を勉強しているのだと話していた。

じつは、ムダのない美しさという視点は、こころの健康を考えるときにも大切だ。脳科学や心理学が進歩しても、こころの動きはわからないことだらけだ。だから、こころを健康にする手立てについても、いろいろなアプローチがあたかも真実のように語られる。

どれを選べばよいか迷うかもしれない。そういうときには、自分の目から見てムダなく美しい理論や手法を選ぶと失敗が少ない。このように私たちは、若いころの勉強を通して多くのことを学んでいるのだ。

新しい環境への不安
——現実の問題にひとつひとつ対処

新年度を前にした時期は、年代を問わず不安になりやすい。様々な変化が起きるために、新しい環境にうまく溶け込めて力を発揮できるかどうか心配になるからだ。

子どもたちは、進学する学校や新しいクラスの雰囲気になじめるかどうか考えて不安になる。そうした子どもたちを受け入れる教師もまた、新しい生徒を迎えてクラス運営がきちんとできるか心配になる。

働いている人たちも同じように、異動などで新しい環境に足を踏み入れなくてはならなくなる。異動はなくても職場の組織替えや人間の交代があったり新しい仕事を与えられたりし、その中でうまくできるか考えて心配になってくる。

家庭を預かっている人たちは、子どもや働いている人たちが新しい環境になじんでいけるか心配だし、自分がそうした人たちを上手に支援できるかどうか考えて不安になったりもする。

不安は、この先何が起きるかわからないから注意をするようにということを伝えるこころの警戒警報の働きをしている。だから、新しい状況を前にして不安になるのはやむを得ないし、必要なことでもある。経験がない状況に足を踏み入れると危険な目に遭うかもしれない。そのようなときに、大丈夫だと楽観的に考えると、取り返しのつかないことになりかねない。

だからといって心配しすぎるのもよいことではない。不安だからといってやみくもにブレーキをかけてしまうと、何もできなくなる。こうしたときには、思い切って先に進んで、現実の問題にひとつひとつ対処していくことが大切になる。

冷静さを取り戻す
——新年はリセットの好機

皆さんは年末年始をどう過ごされる予定だろうか。私は、今でこそ自分の時間を持てるようになったが、若いころは病院での仕事もあって、年末年始もゆっくりできなかった。若いころの私と同様に、仕事をして過ごす人も多いと思う。

そうした状況では、年が改まったからといって格別の変化が自分に起きるわけではない。それでも私は、新年と聞くと、自分も周囲も新しくなったように感じられた。年末年始をきっかけに、自分をリセットしようと考えていたのだろう。

大みそかやそれに続く元日など特別な日があると、それまでうまくいっていなかったことがあっても、それを水に流して、先に向けて進んでいこうと考えることができる。問題が消えてなくなるわけではないが、一息入れることで冷静に問題と向き合えるようになるのだ。

私たちは、問題に直面すると、そればかりに目が向くようになる。その結果、他のことが目に入らなくなって、問題が現実以上に大きく見えてくる。忙しい毎日を送っていると、とくにその傾向が強くなって、問題ばかり抱えているように思えてくる。

そうしたときに、少しでも自分から心理的な距離を置くことができれば、冷静さを取り戻せる。新年は現実的にも心理的にも自分自信を取り戻すよいきっかけになる。

もちろん特別な日でなくても、自分で意識すれば、そうしたきっかけを作ることは可能だ。こころが辛くなってきたときは、意識して気持ちをリセットするよう心がけると、見える景色も違ってくるはずだ。

第2章

気持ちを上手に伝えるには？

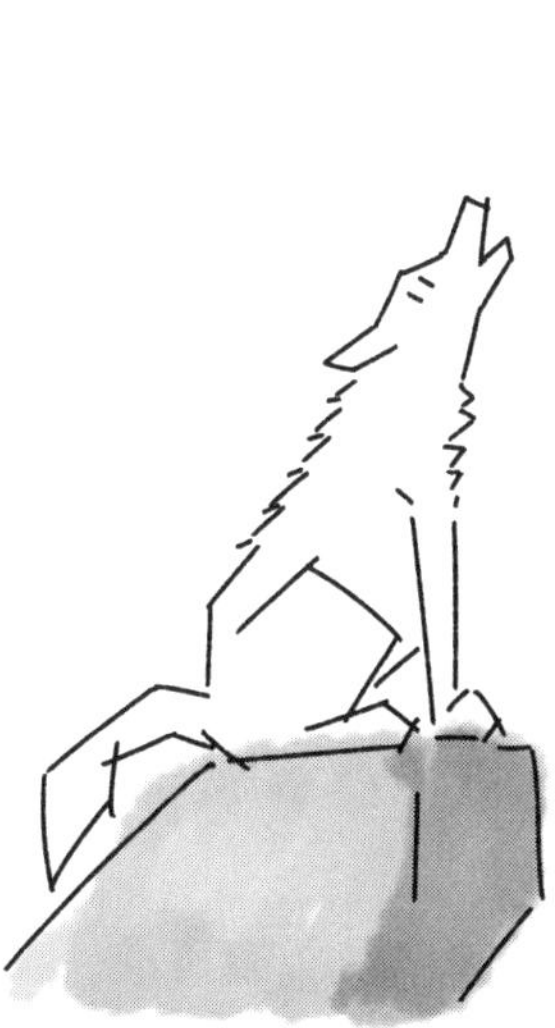

伝えたいことを頭のなかで整理

良い感情であっても、良くない感情であっても、自分の気持ちを上手に人に伝えるのはなかなか難しい。気持ちを伝えたいと考えるときには、気持ちが大きく動いていて、冷静に話せないことが多いからだ。

そのときの気持ちに流されて、つい感情的になってしまう。口調も厳しくなる。そうすると、相手もそれに反応して感情的になって、気持ちが衝突することになる。だからといって、感情的にならないようにしようとすると、それが行きすぎて事務的になってしまうことがある。そうすると、相手も事務的になって、関係がよそよそしくなる。気持ちは伝染するのだ。

気持ちを上手に伝えたいときには、まず、何を伝えたいかを頭のなかでまとめてみるとよい。いろいろ言いたいことがあっても、本当に伝えたいことを一つか二つに絞って、簡単にまとめてみる。

次に、そのことについて話す場面を想像して、極端な言い方を考えてみる。極端に強すぎる攻撃的な言い方と、相手を忖度した極端に弱すぎる言い方をイメージすると、その中間のほどほどの言い方が自然に頭に浮かんでくる。

次に、その言葉のなかに、感情と事実が適度なバランスで入っているかをチェックする。感情的になりすぎていれば少し感情を抑え気味にする。事務的になりすぎていれば、気持ちを少し強く表現する。そうすれば、相手に伝わる表現ができるようになる。

「どのように」と問いかけ

——解決の手がかりを探す

コミュニケーションの基本的姿勢として、「なぜ＝Ｗｈｙ」と尋ねるのではなく、「どのように＝Ｈｏｗ」と問いかけることが大事だといわれている。何かよくないことが起きたときに、なぜそれが起きたのか、原因を探って解決を図ることは大切だ。しかし、原因がわからないケースも多い。とくに動揺している場合、冷静に状況を分析して原因を探ることができなくなる。

その際、なぜと問いかけても答えは見つからない。それどころか、なぜと問いかけられると、責められているように感じてしまう。子どもの頃、「なぜそんなことをしたのか」「どうしてこうしないのか」と親に叱られたときのことを思い出す人も多いだろう。

同じようなこころの動きは、自分に対しても起こることがある。ある行動をして思うような成果が得られなかった場合、なぜそのような行動をしたのか、無意識のうちに自分に問いかけていることがある。その結果、無意識に自分を責めて、追いつめてしまう。

もちろん、気持ちが揺れ動くのは悪いことではない。うまくいっていないことがあるというこころのメッセージだ。そうしたときは、気持ちの動きをきちんと受け止める必要がある。

そのうえで、どのようにすればよいかを考えてみる。人間関係でも、こころの中でも、いま直面している課題にどのように対処すればよいか、問いかけてみるのだ。それができれば、感情からうまく距離をとれるようになるし、感情の波に巻き込まれないで、解決の手がかりを探せるようにもなる。

目下の人への質問
――圧迫感を与えないように

「上司のパワハラ（パワーハラスメント）で、こころが折れそうだ」と相談に来た人がいる。上司は何かあると、たたみかけるように質問をしてくるのだという。わからないことがあると尋ねる姿勢は悪くないように思えるが、質問される側にとっては必ずしもそうではない。

わからないことを教えてもらうために、質問は不可欠だ。わからないまま進めると、とんでもない失敗をしてしまうケースがある。だから、私が駆け出しの医者だった頃、恥ずかしがらずに質問をするように、教授や先輩に繰り返し言われていた。

このことは当たり前だと思えるが、質問にはもうひとつ別の側面がある。「あなたのしていることが、私にはわからない」「あなたの言っていることが、私にはわからない」などと、ネガティブなメッセージを相手に伝える可能性を併せ持っている点だ。

「教えてください」という本来の意味が抜け落ちて「わからない」という意味だけが強調され、責め言葉として相手を圧迫することになる。その危険性は両者の関係によって変わってくる。私が若い頃のように、立場の下の人間が質問すると、教えてほしいという気持ちが自然に伝わる。

一方、立場の上の人間が質問すると、圧迫につながりやすいので注意が必要だ。もちろん、そのときに穏やかな態度で静かに話せば、相手は圧迫感を持たずにすむだろう。

そのためには、一方的に質問を重ねるのではなく、相手の気持ちや話の内容を理解したことを同時に伝える心配りが大切になる。

追いつめない会話
――言い切りの表現を意識して

質問ばかりだと相手を追いつめることになるので、とくに立場が上の人は気をつけた方がよい。では、どうすればよいのか。言い切りの表現を適度に会話に組み込むことを勧めたい。

たとえば「よいアイデアだね」という表現を使って気づきをサポートする。相手は、もう少し考えてみようと前向きになってくる。「大変だったね」などとねぎらいの言葉をかけて、相手の気持ちを理解していることを伝える。そうすれば相手は、気持ちをわかってもらえる人がいると、心強く思うはずだ。

こうした会話術は特別なものではない。私たちが日常、ごく自然に実践していることだ。だから、そう堅苦しく考える必要はない。ただ、「それは大変だったね」と気持ちに寄り添うのか、「大変だったけどうまくできたね」と成果に目を向けるのかによって、相手の受け取り方に違いが出てくることについて、意識するようにしたい。

私が以前に相談に乗っていた人はこんなことを言っていた。とても大変な思いの中、力を尽くして問題に対処できたときに「うまくできたね」と成果だけに注目されると、自分の大変な思いをわかってもらえなかったような気持ちになってつらくなったという。その人は、気持ちをねぎらってほしかったのだ。

一方で、それだけだと自分の頑張りに目を向けてもらえていないと感じ、がっかりする人もいるだろう。どちらの表現を選ぶかはその時々の判断になるが、いずれの場合でも言い切りの表現になるように意識しながら話ができるとよい。

相手の反応を見る
――「でも」の誘惑、気をつけて

相手の気持ちに寄り添うには「大変ですね」と言い切ることが大切だ。しかし、そう言い切って、読み違えていたらどうしようと心配になる人がいるかもしれない。そうしたときは、私たちが日常会話でどのようにしているか、振り返ってみるとよい。

私たちは普段、無意識のうちに相手の反応を見ている。自分の言葉に相手がうなずいたり、「そうですね」「たしかに」などと返答したりすれば、互いの考えや気持ちが通じ合えたと判断し、話を次に進めていける。

一方、相手が首を横に振ったり、「でも」「しかし」などと答えたりすれば、うまく寄り添えなかったと考えて、もう一度その人の気持ちや考えに目を向け直すことになる。相手がどんな気持ちでいるのか、直接尋ねてみるのもひとつの方法だろう。

大切なのは、相手の反応に気を配りながら自分の対応を決めていく柔軟性だ。ただ、そうした際に自分の方が「でも」と言ってしまう場合がある。相手が「なかなかうまくいかないんです」と弱気な発言をしたときに、「でも、そんなこと言わないで頑張れ」と話しかけるケースは珍しくない。

自分は励ますつもりでも、相手は辛さを理解してもらえなかったと思い、頑張りを否定されたように感じるだろう。相手の反応を見ないで、自分の考えのままに一方的に話を進めようとすると、話がかみ合わなくなる。

自分の思いが強いときや立場が上のときに、こうした例が起こりやすい。職場だけでなく家庭においても、「でも」の誘惑に気をつけた方がよい。

褒め言葉の効果
――脳を刺激、意欲引き出す

過重労働のためにうつ状態になって相談を受けた人から、上司の対応について話を聞いてなるほどと思ったことがある。

その人は、深夜残業や休日出勤が続き、心身ともに疲れ果てて仕事を休まなくてはならなくなった。休職するまでに追いつめられたのは単に仕事の負担だけではないとその人は話していた。むしろ上司の対応が精神的に自分を追いつめたのだという。

上司は、その人が働いているのを横目に先に退社するし、休日に出社することもほとんどない。しかし、それは仕事の内容からしてやむを得ないという。その人の仕事は極めて専門的で、よく理解していない上司がいるとかえって迷惑に感じると思う。

負担になったのは、退社時に何も声をかけない上司の態度だ。せめて「がんばっているね」とか「助かるよ」という声かけをしてほしかった。それがないことが、仕事の辛さに輪をかけたのだという。

この指摘は職場や家庭での人間関係を考える上で大事だ。脳の中に報酬系と呼ぶシステムがある。自分が何かに取り組んで達成できると報酬系が刺激され、やる気が引き出される。すぐに成果が上がらなくても楽しくなくても、褒められると報酬系が刺激される。

ところがこの上司のように何も声かけがないと、自分がどのように思われているかが気になって、仕事への意欲や集中力が落ちる。思うように仕事が進まず、自信もなくなってくる。

このように、周囲からの声かけひとつで意欲が変化するし、精神的な不調を引き起こすことさえもある。

自然な会話
——表情や態度、影響大きく

私が監修しているウェブサイト「こころのスキルアップ・トレーニング」のトップページに認知行動療法を説明する動画を追加した。このサイトで配信を始めてから7年近くたつ。その間に内容が増えて複雑になったこともあり、サイトの使い方を簡単に解説した動画を作ることにした。

どうせ作るなら会員以外の人も参考にできる内容にするとよいと考えて動画を選んだ。まったくの手作りだが、あらためてビデオカメラの前で話をしてみると、実に話しにくいことに気づいた。当たり前のことだが、いくら私が優しく話しかけてもカメラはまったく反応しない。淡々と作業を続けるだけだ。

次第に私の表情も硬くなってくる。あわてて柔らかい表情にしようとすると、とたんにしゃべりがぎこちなくなる。人間を相手に話をするときとは、ずいぶんな違いだ。

会話をする際、私たちは相手の反応を見ながら自分が話す内容を考えている。自分の話に相手が反応し、それに自分も反応する。反応を引き出すのは言葉だけでない。むしろ、表情や態度の方が影響が大きく、相手によく伝わる。

自分が笑顔になれば、相手の表情も和らぐ。自分が厳しい表情をすれば、相手の表情も厳しくなる。私たちは、互いの表情や態度に反応しながら、気持ちや考えを伝え合っている。そうすることで自然な会話が成り立っていくのだ。

自分の語りかけにまったく反応しないビデオカメラを前にドギマギしながら、非言語的なコミュニケーションの大切さをあらためて感じた。

後輩への接し方
──「自ら考える」余地残す

大学体育会空手部での先輩の指導は厳しかった。そうした中で、すでに卒業して社会人になった先輩たちから「何でも簡単に、はい、はい、と言うな」と言われたのがいまでも記憶に残っている。

体育会は一般に上下関係が厳しいことで知られる。卒業生の前に立つと、現役の学生は反論などとうていできないという気持ちになってしまう。だから、卒業生の指導がわかってもわからなくても、とにかく「はい」と元気よく答えるようになってくる。

人間関係のパターンに、私が「力の関係」と呼んでいるものがある。強い立場の人の前に立つと、相対する人の態度が弱くなるという人間関係の特徴だ。

上級生と下級生や、卒業生と現役生のように明らかに立場が違う人間関係では、弱い後輩や現役生は自分の意見を言いにくくなる。

そうすると先輩の教え方が一方的になってくるし、後輩は受け身になって指導されるだけになりやすい。それでは教わったことが身につかないし、後輩が自分で考えたり工夫したりすることもできなくなる。

「何でも簡単に、はい、はい、と言うな」という言葉は、一方的に受け身になったり弱い立場になったりしないで、自分が主体的に考え、工夫をするようにという後輩への教えだったのだと、いまさらながらに思う。

新年度には、学校でも会社でも新人が入ってくる。先輩は、新人が自分で考え成長していける環境を作るために「力の関係」を意識しながら新人に接していってほしい。

雑談の効果
――アイデア生む機会に

ある職場でメンタルヘルスの相談に乗ったとき、従業員の動線が話題になった。広いフロアを持つ職場だっただけに、従業員の動きを効率よくできる動線を考えることになったが、それが従業員に不評だという。

動線を工夫すれば、不必要な動きをしないですむ。動きが少ない分、肉体的な疲れも少ないし、仕事に集中できるだろう。そう考えて部署の配置などを変更したが、従業員は心理的余裕がなくなったと感じるようになった。

これまでなら、職場を移動中に同僚や先輩、後輩など思いがけない人に会って少し話し込むことがあった。具体的な問題を話し合うわけではなく、雑談のような話から新しいアイデアが浮かぶこともあった。アイデアが浮かばないまでも、少し気分がリフレッシュするし、次の仕事に取り組もうという意欲も出てくる。

前にも書いたように、私たちは、緊張が続くとこころに余裕がなくなる。問題に直面したときに一面的な考え方しかできなくなる。いろいろな視点からの可能性を考えられなくなり、克服できるはずの問題も解決できなくなる。

そうしたときに、雑談などをして全く違うこころのモードに入るだけで新しい見方ができるようになる。

コンピューターが行き渡った最近では、職場内の意見交換もメールで済ませることが増えてきている。不必要な会話をしないという点では効率的だが、問題に柔軟に取り組んだり新しいアイデアを生み出したりするという点では効率的とはいえない。

口にすると気持ちが楽に
——気の置けない人と語り合う

暑い日が続いている。夏だから当然だが、これだけ暑いとグチのひとつも言いたくなる。ちょうどお盆の時期で、テレビを見ていると、渋滞の中を車を走らせて故郷に向かう人たちが映し出されている。家族旅行を楽しんでいる人もいるのだろう。列車や飛行機も混雑している。

この暑さの中を移動するのは大変だろう。なぜそこまでして故郷に帰ったり、旅行に出かけたりする必要があるのだろうと考えたこともある。

しかし出かけるのには、それだけの意味がある。帰省先では家族や親戚に会ってゆっくりと話ができる。昔からの友だちに会える。家族と一緒にいつもとは違う時間を過ごし、気の置けない人と語り合うことは、こころの健康にとって大切な意味がある。

まだ私が若かったころ、ある有名な詩人が、お互いに「暑い」「暑い」と言いあっている人たちについて書いたエッセーを読んだことがある。

お互いに「暑い」と言ったからといって、気温が下がるわけではない。それでも、お互いに「暑い」と言いあっていると不思議に気持ちが楽になるという内容だった。

そのエッセーを書いたのが誰だったか思い出せないのは歯がゆい思いがするが、書いてあることは妙に納得できた。

私たちは親しい人にグチをこぼすことができれば気持ちが和らぐ。日常生活で感じたことを口にするだけで気持ちが楽になる。

親しい人たちと一緒に時間を過ごせることにも、お盆の意味があるのだと思う。

第3章

何をしても楽しいと感じられない

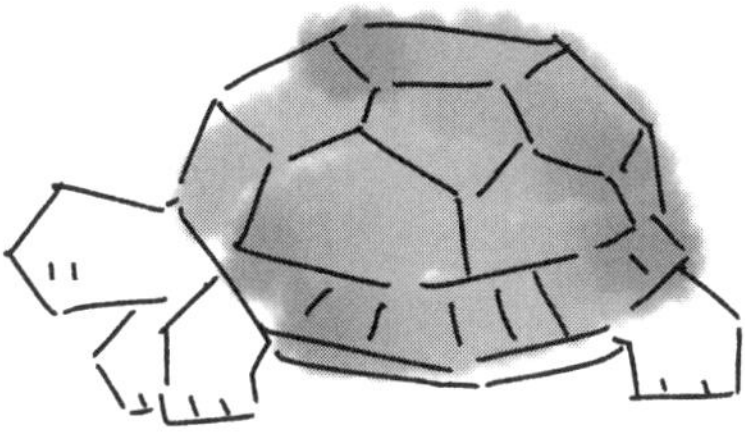

少しだけ楽しめる体験を繰り返そう

何をしても楽しいと感じられないときには、こころや体が疲れていることが多い。そうしたときに無理に楽しいことをしようとしても、気持ちばかりが空回りして、かえって疲れてしまう。そうしたときには、一休みをする勇気を持つことが大切だ。

何をしても楽しく感じられないときというのは、物事がうまくいっていないことが多い。そうしたときに一休みするのは勇気がいるが、無理に頑張っても空回りするだけだ。一休みすると、それだけで元気になって、楽しめるようになることがある。ストレス状況で見失いかけた本来の自分を取り戻すことができるからだ。

ただ、一休みするだけでは気持ちが上向きにならないこともある。そうしたときには何か、これまでやって楽しかったことややりたかったことに少しずつ取り組むと良いだろう。場合によっては、そのときの気分とまったく違う行動を取ってもいいだろう。そのような行動をして少しでも楽しかったと思えると、もう少しやってみたいという気持ちが出てくる。そうした体験を積み重ねることだ。

ただ、そのときにあまり無理をしないことが大切だ。すごく楽しい体験をしても、その楽しさはしばらく経つと消えていく。むしろ、こころを元気にする、少しだけ楽しめる体験をたくさん繰り返す方が良い。ちょっとした楽しい体験をシャワーのように浴びれば、こころは元気になってくる。

落とし穴から抜け出す

――今に目を向けて

気持ちが落ち込んで自分の世界に閉じこもるようになった状態を、落とし穴に落ちたようだと表現した人がいる。思いがけないところに落とし穴があり、そこにストンと落ちて、真っ暗闇でまわりが見えない状態を表したものだ。落とし穴に落ちると、いくらもがいてもなかなか抜け出すことができない。

以前、私たちは、そのような状態になった人が何をきっかけに落とし穴に落ち、どのように抜け出すのかを調べたことがある。もちろん、ストレスを感じる状況におかれることがきっかけになるが、それだけではない。

ストレスを感じる状態におかれても、つまずく人とそうならない人がいる。つまずく人は考え方に特徴があり、「やっぱり」「また」「いつも」「ずっと」

といった言葉が考えの中に含まれることが多い。ストレスフルな現実に冷静に目を向けるのではなく、全体をざっくりとまとめて受け取り、反応する傾向が強いのだ。

うまくいかない現実があるとしても「ずっと」と言っていると、その現実が続いている錯覚に陥り、現実以上に大変な状況に直面しているような気持ちになってくるから注意が必要だ。

つまずく人のもう一つの特徴は、過去のことに目を向けることが多いことだ。過去のことをあれこれ思い悩んでいるのだが、過去は変えられない。そうしたときは、今に目を向けて、今何ができるのかを考えることができれば、先に進める可能性が見えてくる。

落とし穴に落ちたように感じたときには、今何が起きていて、今何ができるのかを考えることが役に立つ。

悲観と慎重さ
――配慮が人間関係を良好に

私が監修する認知行動療法をテーマにしたウェブサイトに「レジリエンス」に関する質問が寄せられた。この言葉は、私たちが強いストレスを感じてこころが折れそうになったときに、そのストレスを跳ね返し、自分らしく生きていくことができる力のことだ。

質問内容は、レジリエンスを高めるためには毎日の出来事に一喜一憂せずに楽観的に生きるのがよいのか、というものだった。質問者は悲観的に考えがちで楽観的になれないことに悩んでいるようにも思えた。

何事にも楽観的になれると気持ちは軽くなるかもしれないが、必ずしもそれがよいとは限らない。私たちは、あれこれ思い悩むからストレスを感じていることに気づく。ストレスに対処する手立てを考えられるようにもなる。

思い悩むことがなければ、思いがけない失敗をすることがある。

どう考えるのがよいかは文化によっても異なるようだ。米国の調査によると、何事にも楽観的になれる人がこころも体も健康だったという。しかし日本では逆で、心配性で悲観的に考える人の方が健康だった。

こうした結果になった理由は、次のように説明されている。米国では自己主張をする方が社会に受け入れられやすいのに対し、日本では相手のことを考えて控えめにする方が社会に受け入れられやすいのではないかという意見だ。

悲観的とはよくない印象だが、慎重だと言い換えることもできる。慎重になれば相手の気持ちに配慮ができて人間関係がよくなる。食べるものにも気をつかうようになり、こころや体の健康にもつながってくる。

「できない」受け入れ——上手に捨てて精神的にタフに

精神的にタフな人というと、どんな状況に置かれても弱音を吐かないで頑張る人をイメージしやすい。だが、私は逆だと考えている。悩んでいる人の話を聴くことが多い私の印象では、弱音を吐くのが苦手な人ほど精神的な打撃を受けやすい傾向があるように思う。

簡単に弱音を吐いて諦めてしまうのは好ましいことではない。一方で、弱音を吐けないまま頑張りすぎるのも決して良くはない。できないまま頑張りすぎると、こころのエネルギーを消耗してしまう。できないという体験が重なると、こころが折れやすくもなる。

そうした人たちは、人間関係や自分自身の力を判断することに臆病になって状況を悪化させていることが多い。人間関係に気を使いすぎて、自分があきらめてしまうとまわりの人に迷惑をかけると考え、何とかしようと頑張りすぎる。

ただ、もともとうまくいかないで苦しんでいるのだから、一人で頑張っても状況は悪くなっていく。結局、いま以上に他の人に迷惑をかけることになり、さらに苦しむことになる。

自分の力を判断することに臆病になると、できない部分があるということを受け入れられなくなる。精神的に疲れてくるとその傾向が強くなる。できないことがあるというだけで自分がダメな人間でもあるかのように思えてくる。その不安な気持ちを打ち消そうとして、自分を追いつめてしまうことになる。

精神的にタフになるためには、できることとできないことを冷静に受け止めて、自分にはできないと判断したことを上手に捨てられるようになることが大切だ。

精神的な不調
――考えて判断する力奪う

2015年7月に東京で日本うつ病学会が開催され、その市民公開講座で音無美紀子さんに講演をお願いした。音無さんは、乳がんをきっかけにうつ病になったことをカミングアウトしている。

音無さんは、うつ病のときにはまったく頭が働かなくなっていたという。例えば、スーパーマーケットに行って買い物かごを持って店内をひと回りして気づいたら、かごの中には何も入っていなかったこともあったそうだ。店内をまわりながら何を買うか考えて判断するこころの力がなくなってしまっていたのだ。

精神的に不調になると、これほどまでに考える力が奪われてしまうのだ。だが本人が気づけていないことが多い。気づくだけの判断力までも低下しているからだ。それだけでなく、自分で目をふさいでいるところもある。仕事が思うようにはかどらず自信がなくなってくると、できないことをできないと受け入れられなくなるのも同じだ。

やっかいなことに、頭がいつものように働いていないことがまわりの人にはわからない。頭だけでなく、体もいつものようにキビキビと動かないので、まわりの人の目には怠けているように映ることさえある。

だからまわりの人は励ましてしまうのだが、励まされても考える力が落ちているのだからどうすることもできない。できない自分がみじめに思えて、ますます自信がなくなっていく。

こうしたときには、本人もまわりの人も、できないことを受け入れ立ち止まる勇気と、そこから焦らずに少しずつ進んでいく勇気を持つことが大切だ。

学習性無力感
――「どうせダメ」やる気失う

ポジティブサイコロジーを提唱した米心理学者マーティン・セリグマンが約半世紀前に実施した「学習性無力感」の実験は、今も大きな意味を持っている。学習性無力感は行動しても状況が変わらないと、それ以上頑張ろうとする気力がうせてくるという考え方だ。

実験は犬に電気などの不快刺激を与えて、その後の反応を見るもので、犬を3グループに分けた。第一群は犬に電気刺激をしない。

第二群は電気刺激を与えるが、犬がボタンを押せば刺激が止まるようにして刺激を繰り返す。これらの犬は不快刺激がきても、それをコントロールできることを知り、つらい体験をしても自分でそれを乗り越えられることを学習する。

第三群は電気刺激を受けるだけで、それを自分で止めることができない。この結果、自分の力ではつらい環境を変えられないという無力感が植え付けられる。この状態をセリグマンは学習性無力感と呼んだ。

セリグマンは、こうした学習体験をした犬に再び電気刺激を与えた。第一群と第二群の犬は逃げようとするが、第三群の学習性無力感を持った犬は「どうせ何をやってもダメだ」と諦めているかのように、逃げようとしない。自ら逃げようとしないからつらい状況が続いているのに「どうせ」と考えて動けなくなり「やっぱりダメだった」と現実を受け入れてしまう。

これは、こころの元気がなくなっているときの特徴的な考え方だ。これを私は「どうせ」の魔術と呼んでいる。気力がなくなったときはその魔術にとりつかれていないかどうか、ちょっと振り返ってみてほしい。

適度なストレス
——やる気起こすスパイス

長い休みのあと、本調子を取り戻すのに時間がかかることがある。そのような自分を見ていると「ユーストレス」（適度なストレス）の大切さを実感する。

ストレス社会といわれる今日、ストレスには悪いイメージがつきまといがちだ。しかし、ストレス概念を提唱したカナダのハンス・セリエ博士は、ユーストレスと好ましくない反応を引き出す「ディストレス」を区別して考えた。

私たちは、まったくストレスを感じない状態では、本来の力を発揮することができない。ほどほどにストレスを感じているときこそ、最も力を出すことができる。それがユーストレスだ。

かつて勤務していた国立精神・神経医療研究センターを定年退職したのち、自分の仕事の予定を比較的自由に決められるようになった。コラムを執筆したり書籍になる原稿をチェックしたりすることは、その気になればいつでも取り組むことができる。

他人からは「自由があってよい」と思われるが、実際は、なかなか時間を組み立てるのが難しい。いつでも執筆に取りかかれると思って計画を立てていたが、いざとなるとそうはいかず、時間だけが過ぎていくこともある。連載の原稿を書くのも忘れ、慌てて書き始める始末だった。

「いつでもできる」となると、かえってできなくなるものだと身をもって知った。セリエ博士は「ストレスは人生のスパイスだ」と言ったが、上手なストレスの使い方についても、これから考えていきたい。

退職後に沈む心
——関心を持ったことに時間を

年度末が近づいてきた。3月いっぱいで定年になってこれまでの仕事から離れる人も多いのではないだろうか。こうした生活の大きな変化は、こころや体にかなり負担になることがわかっている。

職場から離れなくてはならなくなって落ち込む人は少なくない。とくに仕事一筋に頑張ってきた人は、仕事から離れることにストレスを感じやすい。いちずに頑張ってきたということは、それだけ仕事と一体化していたということでもあるからだ。そこから離れることで大きな喪失感を体験することになる。

仕事に限ったことではないが、大切なものを失ったと思うと心が沈み込む。一人置き去りにされたような心細さを感じたりもするだろう。そうしたときには、趣味でもボランティアでも、自分が関心を持っていたことに時間を使うようにすることが役に立つ。

仕事をしているときにそうしたことを始められていればよいのだが、なかなかそうした余裕はなかったかもしれない。だからといって、そうした自分を責めても問題が解決するわけではない。退職してからでも遅くはない。まだこの先、10年、20年ある。少し時間をかけて、楽しいことややりがいのあることを少しずつ始めてみることだ。

こころに元気が無くなったときには、自分が関心を持っていることや楽しいことをしていると少しずつ元気が戻ってくることを示す科学的根拠がたくさん報告されている。退職後は自分が自由に使える時間がたくさんある。その時間をいかして、充実した生活を送るようにしていきたい。

時間かけてペース作り
——定年退職後の生活リズム

海外に住む知人を訪ねた。観光などはせず、のんびりと時間を過ごす旅行だ。それでも、たまっていた原稿を書くつもりでパソコンや資料を携えて出かけた。

しかし、時間ができたのにもかかわらず、執筆はほとんど進まなかった。うつらうつらしながら過ごしてしまった。怠け者だと自分でも思ったが、考えてみると、これは人間の自然な反応なのかもしれない。

よいストレスという意味の「ユーストレス」という言葉がある。私たちは、仕事でも趣味でも、ほどほどのストレスを感じているときが最も力を発揮できる。まったくストレスがないと力が入らないし、力を入れすぎてもエネルギーが空回りしてしまう。

今回、まさに心理的ストレスがない状態に置かれた私は、見事に何もできずに過ごすことになった。そうすると、仕事をしていない自分に対する罪悪感がわいてきた。

団塊の世代の最後尾に属しているからだろうか、何もしないと居心地が悪いのだ。だからといって、何かをしようという元気が出てくることもなかった。

前職を定年退職したあと、私は生活のリズムをつかむのに苦労した。自ら生活を管理し、仕事をしていくことになり、それだけ自由度が高まったのだが、つい無理をしてしまうなど、なかなかうまくいかない。

定年退職を迎える人は、自分のリズムやペースを見つけるまでに、それなりに時間がかかると考えたほうがよい。焦らずにペース配分を考えながら、過ごしてほしい。

前向きな気持ちに
――まず笑顔や姿勢を意識

坂本九さんの歌「上を向いて歩こう」の作詞などでよく知られる永六輔さんが亡くなった（2016年7月当時）。以前に通っていた理髪店のラジオから流れてくる永さんの軽妙な語り口が好きだっただけに、とても残念な思いがする。

「上を向いて歩こう」というのは、こころの健康にとっても大切な発想だ。悲しいからといって下を向いて歩いていると、ますます気持ちが沈んでくる。上を向いて歩けばこころが強くなる感じがする。

ある本にシンクロナイズドスイミングの選手の笑顔について書かれていた。選手は、会場に入るときに満面の笑みを浮かべている。演技をする前にさぞ緊張しているはずなのになぜあのような笑顔になれるのか不思議に思っていたが、その本によると、意識的に笑顔を作っているのだという。

逆に、そうしなければプレッシャーに押しつぶされてしまう。そうならないために笑顔を作る。笑顔になれば緊張が和らいで、演技で本来の力を発揮できる。

これは「外から内へ」と呼ばれるこころの働きだ。一般に私たちは楽しいから笑うと考える。悲しいから泣くというのも同じだが、これは内（こころ）が外（表情や態度）に影響するという意味で「内から外」への影響と呼ばれる。逆に、表情や態度がこころの状態に影響することが研究からわかっている。

笑顔になればポジティブな情報が入りやすく、緊張が和らぐ。背筋を伸ばして前を向いて歩けば、気持ちも前向きになってくる。まさに「笑う門には福来たる」だ。だからこそ「上を向いて歩こう」の歌に励まされた人が多かったのだろう。

冬季うつ病
――活動増やし気持ち軽く

寒い日が多くなってきた。先日も研修で北海道に行ったときに、飛行機が雪のため危うくキャンセルになりそうで冷や汗をかいた。

この時期には冬季うつ病が話題になることが多い。冬になるとうつ病が発症して、春の訪れとともに抑うつ症状が改善する状態を冬季うつ病と呼ぶ。

日照時間が短くなることが原因だとされ、北欧など極端に夜が長くなる地域でしばしば報告されている。夜がそれほど長くなるわけではないわが国でどのくらい起きるのか、はっきりしたことはわかっていない。

ただ、こころの健康を考えると、寒いからといって家の中に閉じこもりがちになるのはあまり好ましくない。気分転換ができず、心身ともに元気をなくしやすい。とくに心が弱くなっているときに一人で閉じこもっていると、イヤな考えばかりが頭に浮かんできて、気持ちが沈み込んでいきやすくなる。人の意欲は、何か楽しいことや、やりがいのあることを知って初めて生まれてくる。やって楽しかったと思うから、そのことをまたしてみたいと考えるようになる。ある行動をしてやりがいを感じるから、それを続けたいという気持ちが出てくる。

楽しさややりがいを感じることがなければ、こころは次第に元気を失ってくる。何かをしようという意欲が低下して活動量が減ると、楽しみややりがいを感じることも減り、ますます意欲が低下する。冬になるとこうした悪循環に陥りやすいので、少しでも気持ちが軽くなる活動を増やすように意識してみるとよい。

冬眠状態、脱するには

——意識して外出しよう

気分が極端に落ち込んで日常生活に支障が出てくるうつ病は、「こころの冬眠状態」とたとえられることがある。心理的に厳しい現実を前にして、自分の世界に閉じこもっていると考えられるからだ。

このように書くと、現実にきちんと向き合えないこころが弱い人間がかかる病気だと誤解されそうだが、けっしてそうではない。精神的に疲れ、自信をなくしているために、現実が実際以上に厳しく見えてしまうのである。

こころが疲れてくると、まわりの人からも煙たがられているように感じて、人に相談することもためらわれるようになる。そのために、現実から距離を取って自分の身を守ろうとするのだ。

しかし、それで身を守れるかというと、必ずしもそうではない。現実から距離を取るというのは現実に向き合えなくなることでもあり、問題に適切に対応できなくなる。その結果、ますます自信がなくなってくるという悪循環に陥る。

このようなときには、簡単なことでよいので、自分の力でできることを手がけてみたり、楽しめることをやってみたりするのがよい。そうすることで自分を取り戻すことができるし、少しずつだが自信もついてくる。

冬に限ったことではないが、気分が沈み込みがちのときには、少し意識して外に出たり、体を動かしたりするようにした方がよい。そのようにしてタイミングを計りながら、冬眠の洞穴から出ていけるように準備をすることが大切になる。

長続きしない幸福感

――楽しい出来事を書きとめる

街頭で年末ジャンボ宝くじののぼりが目に入る季節になった。私も夢を見たいと宝くじを購入するが、これまで最低金額しか当たったことがない。残念な気持ちになりながら、宝くじが当たっても精神的な幸福感は長続きしないと自分に言い聞かせて納得している。

これまでの研究で、宝くじに当たるなどの単発的なよい出来事は、一時的に気持ちが高揚しても、何カ月か過ぎると元に戻ってしまうことがわかっている。ポジティブ感情は、いくらそれが強くても長くは続かない。こうしたことから私は、気持ちが落ち込んでいる人に、よい体験は質よりも量が大事なのだと話すようにしている。

落ち込んでいるときは、一気に気持ちが晴れればどんなにかよいだろうと考えて行動する。しかし、そんなによいことがいつも起きるわけではない。気持ちが一時的に楽になっても、すぐに再び沈み込んでしまう。その結果、結局何をやっても同じだと考えて、さらに落ち込むことになる。

これに対し、少し気持ちが楽になったり明るくなったりする体験を短期間で繰り返していると、気持ちが前向きになってくる。ただ、ちょっとした体験はすぐに記憶から消えてしまう。気持ちが沈み込んでいるときはとくにそうなりやすい。私たちが出来事を振り返るとき、そのときの気持ちに支配されてしまうからだ。

そんなときは、いくらかでも気持ちが楽になったことや楽しく感じたこと、やりがいを感じたことを書きとめておくとよい。もちろんこうした方法は、落ち込んでない人がこころの元気を維持するのにも役立つ。

つらい体験から回復
——時間が何よりの薬に

よい体験は質よりも量だと前に書いた。信じられないほどのよい体験を1回するよりも、ほどほどにこころが軽くなるようなことを繰り返し、多く体験する方がこころを元気にする。私たちは、つらくてこころが折れそうになったときほど一発逆転を考えてよい体験をしたいと考えるが、いくらよい体験をしても、その高揚感は長続きしない。

同じことはよくない体験にもいえる。ひどい体験をしてショックを受けても、それが単発だと、何カ月かたつうちに衝撃は薄らいでくる。そのことを私は、30年近く前の米国留学時に体験した。

エイズウイルス（ＨＩＶ）の存在が話題になり始めた時期だ。ＨＩＶ感染の有無を調べる検査を受け、感染がわかると絶望的になって自暴自棄になる人が少なくなかった。絶望的になっている人たちに、精神療法（カウンセリング）のひとつである認知行動療法を提供することで気持ちを軽くできないかというのが、私が参加した研究の目的だった。

その結果、たしかに認知行動療法を受けた人はこころが軽くなり、自暴自棄の行動も減ってくることがわかった。それ自体、意味のある成果だったが、もうひとつ、そのように絶望的な気持ちになっても、何カ月かすると絶望感が和らいでくることも判明した。

「日薬」や「日にち薬」といった表現を耳にすることがあるが、私たちのこころは時間とともに自分を癒やす力を持っている。よい体験でも、よくない体験でも、時間とともに元の状態に戻っていく。私たちのこころには、そのようにして安定を保つ力があるのだ。

過労自殺
――立ち止まれる社会に

私たちのこころや体は、瞬間的に反応して身を守るようにプログラムされている。これは私たちの祖先が、自分の身を守るために培った反応だと考えられる。ただ、おそらく当時も、そして今も、瞬間的に反応して差し迫った危険をやり過ごした後には、ちょっと立ち止まって何が起きているかを丁寧に振り返る必要がある。もし問題があれば、それに目を向けて対処しなくてはならない。

しかし、忙しいいまの時代、差し迫った危険がやわらぐと、そのまま次に進んでいってしまいがちになる。とくに、こころや体が疲れているときには、そうした作業をするのがおっくうになる。そうすると、的確に問題に対処することができなくなり、自分で自分を追いつめていくことになる。心身疲れ切って仕事を休むことになったり、さらには自ら命を絶ったりすることさえある。

その典型例が、いわゆる過労自殺だ。過労自殺の報道を耳にした人が、そこまで追いつめられる前に仕事を辞めればよかったのではないか、と言うことがある。無理して仕事を続けなくても、会社を辞めて自分らしい生き方ができたのではないかと考えるようだ。

しかし、心身ともに追いつめられてくると、そのように冷静に考えることができなくなる。疲れたときに少し仕事の手を休めることさえ、自分勝手で良くないことのように思えてくる。仕事を休んだり、ましてや辞めたりすることなど、とうてい許されることではないと考える。こうした状態を個人の工夫だけで防ぐことは難しい。社会的な仕組み作りが不可欠だ。

意欲をカタチに

――土いじりで心に活力

意欲というのは、ただ待っているだけでは出てこない。何かをしてやりがいを感じたり、楽しいと思えたりしたときに、脳の報酬系と呼ばれるシステムが刺激されて、またやってみたいという意欲が出てくる。

こうした体験をするためには行動が大切になる。行動は何でもよい。働いている人の場合は、仕事の中でそうした体験ができるとよいだろう。家族や仲間のために動いて感謝されることも意欲につながっていく。

実際に成果が上がっていなくても、他の人から認められることが意欲につながってくる。目に見える形で良い変化が確認できることが、こころにポジティブな影響を及ぼす。

そのようなことを考えているときに、都心で働いている複数の人から畑仕事やガーデニングでこころを健康に保つようにしているという話を聞いた。一日中ビルに囲まれて仕事をしていると、それだけで疲れてくる。畑に出て自然に触れると、自分本来の感覚が呼び戻されるように感じられるという。はだしで田んぼに入って土や水に直接触れることで、生きているという感覚が戻ってくる。

もちろん、そのようにわざわざ都心を離れなくても、マンションのベランダや家の庭で草花を育てることで、同じように自然と触れあう体験はできる。それ以上に、自分がまいた種から花が咲いたり果物や野菜が育ったりするという体験自体が達成感につながる。

私も先日、自分が水をやったつぼみから大きな花が開いたのを目にして感動した。忙しい日常のなかでこうした体験ができると、こころは健康でいられる。

パパゲーノ効果
——同じ状況の人を参考に

自殺対策の啓発活動の内容を表現するのに「ウェルテル効果」と「パパゲーノ効果」という言葉が使われる。ウェルテル効果とは、ゲーテの小説「若きウェルテルの悩み」が出版され注目を集めたときに、失恋をして自殺する若者が増えたことから名付けられた言葉だ。

その後の調査から、有名な俳優や歌手が自ら命を絶ったという報道があると、後追いをする若い人たちが増えることがわかっている。こうしたことから、自殺報道はもちろん、自殺予防キャンペーンのような啓発活動でも、自殺だけを前面に打ち出すとかえって自殺を誘発する危険性があるので注意しなくてはならないとされている。

一方、パパゲーノ効果というのは、モーツァルトの歌劇「魔笛」に登場するパパゲーノという人物をモデルに考えられたものだ。

この中でパパゲーノは、愛する女性を失ったことに悲観して自ら命を絶とうとしたが、３人の童子の助けで思いとどまる。自殺対策キャンペーンでは、単に自殺の現状や対策の必要性を訴えるだけではなく、死にたいと思うほどに苦しい状況を乗り越えたエピソードを紹介することで、危機を乗り越えようという気持ちを引き出すことが大切だとされている。

パパゲーノのようなモデルを紹介することは、日常生活でも有効だ。私たちは誰でも、つらく苦しい場面に直面する。そのようなときは、誰にでも起こることだと片付けるのではなく、同じような状況を乗り越えた人の話などを見聞きしてモデルにすれば、上手に対処できるようになる。

多様な発想を生かす
――こころに届くように

東京などの大都市では最近、若者の自殺が増加傾向にあり、対策が急がれている。私も東京都や新宿区の自殺対策に協力しており、同区の若者対策専門部会に先日参加した。

この部会では、さまざまな立場の若者に参加してもらい、同世代に響くメッセージを発信していく手立てを考える。若者たちの発想は、専門家といっても私のような年配の人間や自治体の担当者の発想とはまったく違っていて、対策を考えるのにとても役に立つ。

新宿区の調査によると、若者は、公的機関に相談することなく自ら命を絶つ人の割合が飛び抜けて高いという。一人で悶々と思い悩み、絶望的になってしまうのだろう。

部会では、そうした若者に気軽に相談してもらえるようなメッセージを含んだチラシを配布しようということになり、チラシの内容について話し合った。そのとき、参加者の一人が、悩みを人に相談するのは格好よいことだというメッセージを入れた方がよいと発言した。若者の場合はとくに、悩みを他の人に打ち明けるのはみっともないことだと考える人が多いからだという。指摘を受けるとたしかにそうだと思うが、私が一人で資料を読んでいたとき、そうした発想は浮かばなかった。私がメッセージを書こうとすると、上から目線の年配者の堅苦しいメッセージになり、若者のこころに届きにくくなりそうだ。多様な発想は、多様な人が集まってこそ生まれてくる。他の人に相談する意味もまたそこにあるのだということを感じる場面だった。

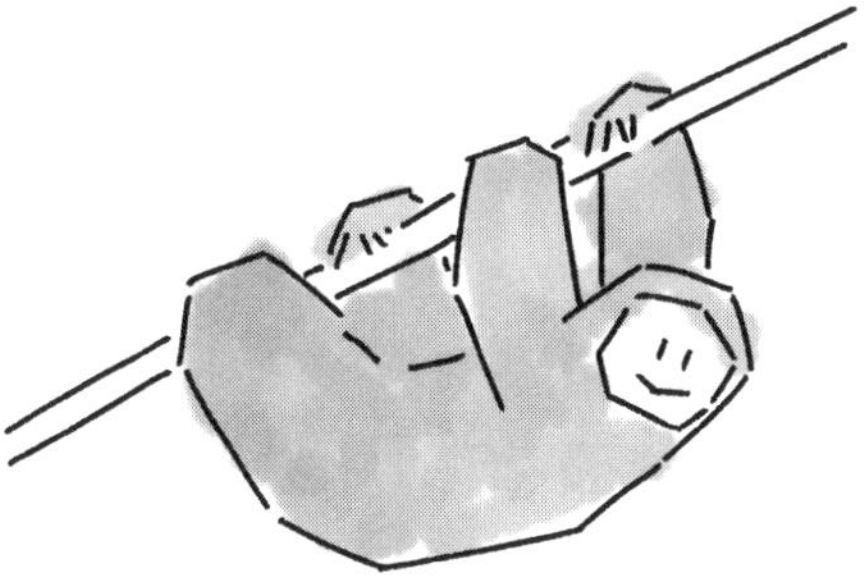

第４章

感情が抑えられないとき

ひと息ついて気持ちを落ち着かせよう

イヤなことがあると、ひどくつらい気持ちになる。それが理不尽なことだと、腹が立ってくる。そうした気持ちを抑えきれなくて他の人に当たってしまって、ますます嫌な気持ちになることもある。

そのように強い気持ちを感じているときには、感情に巻き込まれて、冷静な自分がどこかに消え去ってしまう。そのように激しい気持ちをそのまま表現してしまうと、相手も同じように反応して感情的になる。そうすると、落ち着いて問題に対処することができなくなる。その結果、問題はますます大きくなり、取り返しがつかないことになりかねない。

感情のままに行動しても、何も良いことはない。腹立たしい気持ちになったときには、まずひと息ついて、気持ちを落ち着かせることだ。そのようなときには、ゆっくり深呼吸をしてみよう。遠くの景色に目を向けて、今いるところからこころの距離を取ってみよう。そのうえで、本来自分が何を期待していたのかを考え直してみる。

腹が立つのは、自分の期待が裏切られたと感じたからだ。自分が何を期待していたのかを落ち着いて思い出して、自分のその思いを実現するためにどのように行動するのが良いかを考えてみる。期待を実現できる道筋が見えてくると、気持ちは少しずつ落ち着いてくる。

期待を実現できる可能性が高まってくると、さらに気持ちが落ち着いてきて、期待する方向に向かってしっかりと進んでいけるようになる。

瞬間的な反応抑えて
――伝染しやすいネガティブ感情

ここのところ何回か、乗客同士のトラブルで電車が遅れる体験をした。満員電車の中で皆、気が立っているのかもしれない。何かのきっかけで怒りに火がつき、それが相手に怒りの反応を引き起こし、いわゆる乗客トラブルに発展したのだろう。

じつは私も、電車の中のちょっとした出来事で腹立たしく感じることが少なくない。隣に立つ人のバッグが体に触れたり、駅で扉が開いたときに急いで出ようとする人にぶつかられたり、ほんのささいなことでもイラッとする。

混雑ストレスという言葉があるが、私たちには安心できる個人的な空間があり、その中に侵入されるとストレスを感じやすくなる。ささいなことでも大きな問題のように感じ、強く反応してしまうことになりやすい。

しかし、そこで相手に怒りをぶつけても良いことはない。相手の怒りを引き出すことになるだけだ。一般に人間関係では気持ちが伝染しやすく、怒りのようなネガティブ感情は相手に同じ反応を引き起こしやすいことがわかっている。情緒的な態度は相手に同じ反応を引き出す傾向があるのだ。だから、怒った表情になったり、きつい態度を取ったりすると、相手も同じように怒った表情になり態度がきつくなる。お互いの怒りの感情が高まり、衝突につながる。

そうしたときには、自分の反応を少し遅らせるように工夫してはどうだろうか。瞬間的な反応は感情に流されていることが多い。だから、サーフィンのようにその感情の波をやり過ごして、その上で次の行動を考えるようにすることが役に立つ。

怒りの波、上手に「乗る」
——やがて弱まるのを待つ

腹が立ったときに、そのまま怒りを相手にぶつけると結果として良くない方向に進みやすい。感情は伝染しやすく、怒りは相手の怒りを引き起こしやすいからだ。腹が立つのには相応の理由がある。相手がひどいことをしているからこそ、腹が立つのだ。だからといって怒りを直接ぶつけても、互いに不愉快になり気まずくなるだけだ。

そうしたときにサーフィンを思い起こすとよい。怒りは海辺に打ち寄せる波のようなものだ。波は最高潮に達した後、次第に小さくなって浜辺に打ち寄せる。感情も同じで、高まったままずっと続くということはない。

怒りの感情は、急激に高まった後、次第に弱まっていく。だから、感情が高まったときはその波に静かに身を任せて、小さくなるまで待つようにする。

サーフィンで波の上に立ち、波の動きに身を任せるのと同じだ。感情に任せて行動するといろいろと問題が出てくる。そうならないために、まず自分の怒りの感情が高まってくることに気づくようにすることが大事だ。

そうは言っても、怒りが高まってきたことに気づくのはなかなか難しい。怒りが高まってくると、自分を振り返れなくなるからだ。それを避けるためには、怒ったときに自分の体や心にどのような反応が起きるのかを事前に知っておくようにするとよい。

腹が立ったときの体の反応や特徴的な行動、頭に浮かびやすい考えを事前に書き出しておく。そして、少しでもそうした兆候が出てきたときに立ち止まるようにすると、感情の波に上手に乗れるようになる。

反応よりも選択
——自分の考えを冷静に振り返って

怒りのコントロールでは感情の高まりに気づくことが大切だ。怒りを感じたときに起きてくる体の反応や特徴的な行動、考えに気づいて立ち止まるようにすると怒りに上手に対処しやすくなるからだ。

そうした変化に気づいたときには、反応ではなく選択ができるように意識する。もちろん、腹が立つときというのは、相手がひどいことをしたり不愉快な態度を取ったりしたときで、怒りをぶつけたくなる気持ちは十分に理解できる。

だから腹を立てて反射的に反応するのだが、それで自分が望むような結果を得られるかというと、必ずしもそうではない。むしろ、自分の怒りが相手の怒りを引き出し、お互い感情的になってますますよくない状態になっていく。自分に対してきちんと配慮をしてほしいという本来の思いとはまったく逆の方向に状況が進んでいってしまう。

避けるためには、立ち止まって、自分が相手に何を期待しているのかを具体的に考えてみるとよい。自分が期待する態度を相手が取るようにするには、自分がどのように行動をするのがよいのかを考える。相手の主張を受け入れるのか、逆に自分の考えを主張した方がよいのか、どのような伝え方をするのか、いくつかの選択肢を考えるようにする。

腹が立ったときに、自分の考えを冷静に振り返って行動の選択をするのはたしかに大変だが、そうした対応ができるかどうかで、その後の人間関係はまったく違ってくる。反応ではなく選択ができるこころの余裕が、職場や家庭の人間関係をよくする。

「自分中心」が生む不快感
――相手の様子に合わせて微調整

ハラスメントをテーマにした企業人向けのシンポジウムに参加する機会があった。職場のハラスメントについては厚生労働省が、優位な立場にある人が、業務外のことで周囲に不快を感じる体験をさせるといった3つの該当要件を定めている。

職場に限らず、こうした行動が良くないことは誰にでも分かるように思うが、後を絶たない。ハラスメントにあたる行動をするときに、自分中心の考えに縛られてしまうからだろう。

そのようにいうと「いや、相手のことを考えて言っているんだけど」と釈然としない気持ちを訴える人は多い。相手がきちんと仕事をしないから、その人のことを思い厳しいことを言った。相手の人が良い感じだから素直に口に出した。ハラスメントと考えられる行動がこうした相手に対する思いから生まれていることも多い。そうした思いがハラスメントだと否定されるのは納得がいかないと考える。

気持ちは分かるが、それでもハラスメントと呼ばれる可能性があるのは、気持ちが一方通行になっているかもしれないときだ。こころのなかで何か感情が動いているとき、私たちの考えは一瞬、内向きになる。まわりに目を向けるこころの余裕がなくなり、自分中心になる。感情のまま行動したり発言したりすると、関係が一方通行になり、相手を傷つけてしまうことがある。

そうならないためには、気持ちが動いたときに、それをすぐに口に出すのではなく、ちょっと相手の様子を確認することが大事だ。そして相手の様子に合わせて自分の態度を微調整できる余裕を持てるとよい。

人間関係の太陽政策
――正論が不満を強める場合も

「人間関係の太陽政策」というのは、私の知人が職場の人間関係をよくするために意識しているという言葉だ。イソップ寓話（ぐうわ）「北風と太陽」の北風のように、厳しいことをガミガミと言っても相手は耳を貸そうとしない。いくら正論でも厳しい言葉や態度では相手はこころを開かない。それどころか、かえって反発されて人間関係がスムーズにいかなくなる。

私たちは会話をするときに、言葉の内容よりも口調や態度に鏡のように反応してしまう傾向がある。２人で会話をするとき、１人が険しい表情や口調で相手に迫ると、もう１人の表情も反射的に険しくなり、厳しい口調で言い返す。すると話の内容は二の次になり、お互い相手の態度や表情、口調に対する不満な気持ちが沸き起こってくる。

話す内容が正論の場合にはとくに不満な気持ちが強くなる。自分は正しいことを言っているのに、相手が厳しい表情をして不満げな口調になるのが信じられない。もっと素直に受け止めて謝ればいいのにと考えると、ますます腹立たしさが増す。北風にコートの襟を立てる旅人のように、お互いにこころをしっかり閉ざしてしまうのだ。

そうしたとき、笑顔とまではいかなくても穏やかな表情で話をすると、相手の態度や口調も穏やかに変化する。態度が変わると、その人のこころの状態まで変わってくる。耳を傾けたくないイヤなことでもきちんと受け止め、考えてみようという気持ちになる。

口調や表情、態度は意識すれば比較的簡単に変えられる。それを利用しようというのが知人の言う人間関係の太陽政策だ。

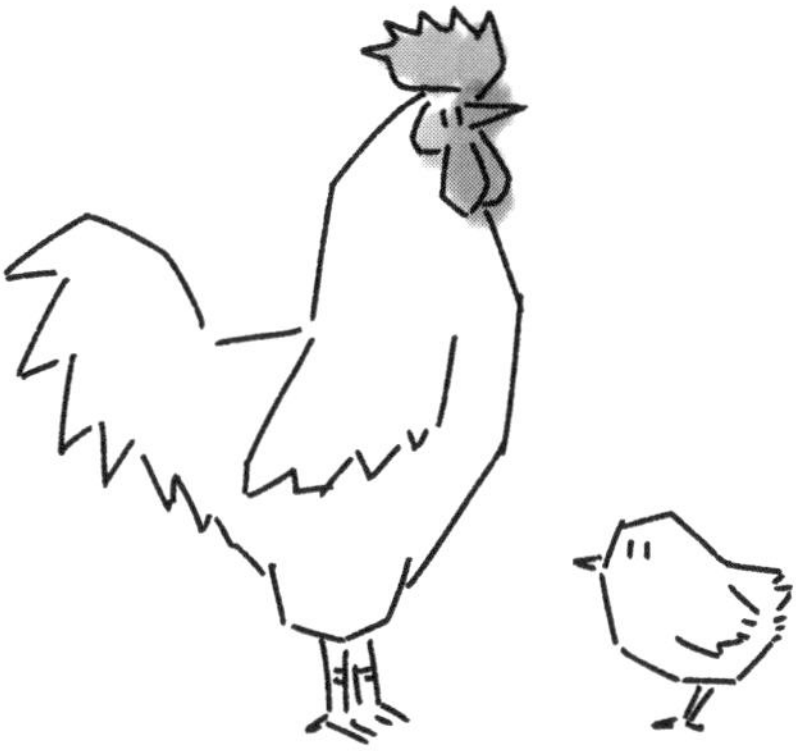

第5章 子どもと向き合うときに大事なこと

信じて見守る気持ちが未来の力に

中学高校時代の私の成績は、散々だった。最下位になったことはなかっただろうと思っていたが、大人になって両親から渡された通知表を見ると、最下位になったことが結構あって、それなりにショックを受けた。勉強ができない人間だと自分で自分にレッテルを貼ると、本当に勉強ができなくなることを、身をもって体験した。

その私がなぜ立ち直ったかを考えてみると、落第した私を受け入れてくれた新旧の同級生や、スモールステップで勉強するように教えてくれた教師など、まわりの多くの人たちの助けはもちろん、両親が黙って見守ってくれたことも大きかった。

じつは高校1年の時に私は落第をした。そのときに父親は、本当にやる気があるなら何も言わないからやってみろと言って、その後、本当に何も小言を言わなくなった。それまで、勉強のできない私に涙を流して怒っていた母親も、まったく何も言わなくなった。

いろいろと文句を言われると反発していた私は、このように黙って見守られることで、自分の力で頑張るしかないと考えるようになった。両親が、そして仲間や教師が自分を信じて見守ってくれていることで、自分もまた自分を信じることができるようになったのだと思う。

子どものことを心配しながら、しかし何もしないで見守るのはとてもエネルギーがいることだが、その見守りに私は育てられた。そうした私の体験は、その後の精神科医としての活動の大きな力になっている。

育児や仕事、自分らしく
——支える環境づくりも大事

子どもと過ごす時間がなかなか取れない悩みは男性に限らず、働く女性も同じだ。しかし、その気持ちに周囲の人たちが寄り添うのはなかなか難しい。米国の精神科医の学術団体であるアメリカ精神医学会のニュースレターのコラムに、新しく子どもを授かった女性精神科医がそうした悩みをつづっていた。

子どもが生まれ、職場で一緒に働く人たちが祝福してくれた。そのとき周囲の人たちが一様に、仕事で無理をしないようにして子育てに専念するように勧めてくれたのが、その女性にとっては気になったという。

自分は子育てをしながら、一方で、いままで通りにきちんと仕事をしていきたい。子どもがいるからといって仕事の手を抜くという考え方をすることは、自分にはできない。だから、仕事はそこそこに子育て第一に考えるようにと言われても、素直に受け入れることができない。

これはもっともな考え。仕事に対する思い入れがあるなかで、それをあきらめろというのは無理な話だ。だからといって、これまで通り、すべての時間を仕事のために使うことはできない。誰もスーパーウーマンやスーパーマンにはなれない。

だとすると限られた時間の中で、自分で満足できる仕事や子育てができるよう工夫する必要がある。それを支える環境は周囲がつくる。こうした発想は子育てに限らず、自分らしい働き方をするためにとても大切だ。

子どもにはゆっくり話す
——会話は短い文が効果的

母の日を迎えて、子どもからプレゼントをもらった母親も多いだろう。このように感謝の気持ちを伝えられるとうれしくなる。一方で、子どもが思うように反応しないと、つい感情的になってしまうこともある。

子どもに一生懸命話しかけても、途中から話に関心を示さなくなり、別の遊びに関心を向けるようなことがあると、子どもから嫌われているようで寂しくなる。そうしたときに、子どもときちんと向き合って話しかけることが大事だと育児書で書かれているのを読んだりすると、自分が母親失格のように思えて自信がなくなってくる。

そのようなときには、話す文章を短めにして、ゆっくり話してみると良いようだ。子どもは、話が長くなると最初の文章を忘れてしまい、話についていていけなくなることがあるという。そのために他に関心が向いてしまう。だから、子どもとの会話では短い文章で、子どもの反応に合わせてゆっくり話すと良いというのだ。言われてみれば、大人同士でも短い文章で話した方がわかり合えるという体験をすることは少なくない。

このことを私は、言葉を中心とした発達の様子を研究する日本医療研究開発機構の研究班が、調査に協力した親に送るメールマガジンで知った。子育て中の母親は孤立しがちで、子どもが思うように反応しないと戸惑って、あれこれ悩みやすい。それが厳しすぎるしつけや、母親のうつにつながることがある。そのときに、子育ての具体的な情報に触れられれば、母親のこころは和らいで、落ち着いて子どもに接することができるようになる。

夜更かしと親子関係
――一方的な主張は逆効果

子どもと長い時間を過ごせる夏休みは親も楽しみだが、一方で、楽しいことばかりにこころを奪われて生活が不規則にならないか心配している親も少なくないはずだ。

翌日に大きな予定がないと思うと気が緩んで夜更かししやすくなるのではないか。そうすると翌朝だるくて起きるのが遅くなる。日中も身体が重くてだらだらと時間を過ごしてしまい、夜なかなか寝つけなくなる。

子どもがそうした悪循環に陥るのが心配で、決まった時間に寝るように何度もうるさく言い、子どもに嫌がられたりもする。素直に言うことを聞いてくれてもよいのにと考えるが、なかなか受け入れてくれない。そうすると「せっかくあなたのためを思って言っているのに」と腹立たしくなったりもする。

子どもにも言い分はある。一方的に親から主張を押しつけられると、反発したくもなる。学校があるときにはきちんとしていたのだから、休暇中は少しくらい生活のリズムが乱れても大目に見てほしい気持ちもあるだろう。小学生も一人の人間だ。中学生や高校生になると、そうした思いはもっと強くなる。

子どもも別人格で、親の思い通りには動かない。人間関係では、人は人、自分は自分という区切りが大切だ。それは親子関係でもそうだし、親子関係だからこそ気をつけないといけないことでもある。そのうえで、自分にできることと、相手に任せざるを得ないことを意識しながら、自分の考えを伝えることが大切だ。

子どもに具体的な提案を
――効果のある対策を助言

一方的に叱りつけても子どもは反発するだけとわかっていても、実際は「子どもも別人格だから」と冷静に考えて行動するのはなかなか難しい。そうしたときは、具体的な提案をするように意識するとよいだろう。

人間関係では感情が先に立つと、相手も感情的に反応してぶつかりやすくなる。そのときに、提案の実行しやすさも考えておくとよい。生活のリズムの乱れを例に挙げてみる。だらだらと夜遅くまで起きていて、朝いくら声をかけても起きようとしない子どもを見ていると、どうしても気になってしまう。

そのときに気にしているということを隠す必要はないし、無理に自分の気持ちを抑えようとすると辛くなる。だから、まず生活の乱れが気になっていると率直に子どもに伝えるようにする。自分の勝手だと子どもは反発するかもしれないが、気をつかってもらえているといううれしさもどこかで感じるはずだ。

そのうえで提案をするのだが、無理な要求にならないように気をつける必要がある。生活の乱れについては早く寝るように勧める人が多いが、早く寝ようとすると緊張して寝つきにくくなる。早く眠りにつかないといけないという考えが眠りに入るのを妨げる。

生活のリズムを取るには、決まった時間に起きるようにした方がよい。カーテンを開けて部屋に太陽光を入れるだけでもリズムを取りやすくなる。子どもに限らず、このような具体的で効果的な対応策を伝えて助言をすれば、相手が耳を傾ける可能性が高くなる。

「3歳児神話」根拠少なく
——性格を生かす関わり方を

子育ての悩みを深めているのが「3歳児神話」だろう。3歳までの環境、特に母親の接し方でその子どもの性格が決まるという、一世を風靡した学説だ。

そのように言われると、子どもをどこかに預けて働きに出るのがためらわれる。子どもに何か問題が起きれば、きちんと子育てをしていなかった自分に責任があるのではないかと考えて自分を責めたりもする。

しかし、そのような考え方を裏づける学問的根拠はあまりない。逆に、双生児の協力を得て行われた研究の成果を見ると、性格には生まれつき決まっている部分が意外に多いことがわかる。二卵性双生児に比べ、一卵性双生児の方が性格が似ている部分が明らかに多いのだ。

性格に生まれつき決まっている部分が多いとすると、子育てにはどんな意味があるのだろうか。実は同じような性格でも、周囲の関わり方で性格がプラスに働くようになることも、逆にマイナスに働くようになることもあることがわかっている。

何事にも慎重な性格の子どもがいるときに、周囲が気をつかいすぎて先回りをして問題を解決してしまうと、なかなか自信を持てなくなる。一方、自分で解決できそうな問題のときにそっと背中を押すようにすると、しっかりと、しかも丁寧に問題に取り組めるようになる。同じような性格でも、周囲の関わり方によって、臆病になることも丁寧になることもある。

これは子育てに限ったことではない。学校や職場でも、関わり方を意識すればそれぞれの人を生かせるようになる。

吃音の国語教員
――言葉の美、生徒へ伝わる

自分が置かれている状況を冷静に見直すと、問題解決の手がかりが見えてくる。問題が起きたときには、その問題に目を奪われてしまって、視野が狭くなりがち。だがそうしたときこそ、自分にとって何が大事かを、あらためて考えてみるとよい。

ずいぶん前になるが、吃音（きつおん）の人たちの全国組織、日本吃音臨床研究会の合宿で、認知行動療法について解説したことがある。その後、参加者の一人とロールプレイをした。

その人は国語の教員で、授業中に絵本の読み聞かせをしたときの話をした。途中まではスムーズに読めたそうだが、クライマックスでどもって読み進められなくなった。生徒たちはざわついた。動揺して、「こんなことをしなければよかった」と考えたという。

話を聞いて、わたしもつらくなった。一方で、その人がなぜ国語の教師になり、読み聞かせをしようと考えたのか、疑問に思った。吃音の人にとって最も苦手な職業を選択しているように思えたからだ。たずねてみると、子どもの頃から吃音に苦しむなかで言葉の美しさを感じるようになり、教師として伝えたかったからだと答えた。

あらためて読み聞かせの現場の話を聞くと、教室は騒がしくなったが、子どもたちがその教師を批判することはなかった。むしろ言葉について考える雰囲気が出ていたことがわかった。スムーズに読み進められなかったという問題はあっても、言葉について考えてほしいという最も大切な思いが、子どもに届いていたことがわかって、その人のこころは軽くなった。

将来への思い大切に
――記憶に残る映画

毎年、成人の日に思い出す映画がある。地方出身の若者とその両親を描いた短編で、今は廃校になってしまった小学校の講堂で見た。私は過疎の地に生まれ育っただけに、都会に出た子どもとその親の話が印象に残ったのだろう。

映画はこんな内容だった。都会に出た若者から届いた手紙を読んだ母親は、心配でたまらなくなる。夜に働いていると書いてあったからだ。今とまったく違って、とくに田舎では、夜に働くことなど想像がつかなかった時代だ。

夜に働くといわれて思いつくのは、せいぜい泥棒くらいのものだ。息子がよくないことをしているのではないかと親は心配するが、夜を徹して道路工事をしていることが最後にわかる。

こう書くと、なんということのない映画のように思うかもしれない。だが私には、都会で働く子どもを心配する家族や、大変な中でがんばる若者の姿が今でも映像でよみがえってくる。

その人のことを思えば思うほど、よくないことを考えるのは人の常だ。悪いことが起きないようにと心配するあまり、自分を追いつめてしまうのは、今も変わらない人間の心理だ。

映画が、心配しながらも最終的に未来の可能性が開けるような展開だったからこそ、毎年思い出すのだろう。いくつになっても将来への思いを大切にしたい。

安心できる環境作りを
――SOSを出せなくても

3月は月別自殺者数が最も多く、厚生労働省は自殺対策強化月間と定めて様々な啓発活動をしている。とくに最近は、若い人たちが自ら命を絶つことが多い。そこで、行政や関係団体は中学や高校でSOSを出す力を伸ばす支援に力を入れている。

学校に限らず、企業でも、人生経験の乏しい若者は、1人で自分の世界に閉じこもって思い悩み、場合によっては自分を傷つけることになる可能性が高い。人に相談することを恥ずかしいと考えたり、敗北感を抱いたりして、相談できなくなることが少なくない。この現状を考えると、相談する力を育てる活動には大切な意味がある。

その意義は認めたうえで、あまりSOSを出すことを強調しすぎることには、若干の違和感を覚える。SOSを出せないのは若者の責任だという間違った印象を与えかねないからだ。

私自身も思春期のころ、思い悩むことが多く、社会を批判的にみるような態度を取り、成績も極端に悪かった。それでも学校を休まなかったのは、一人でいるときよりも、学校にいるときの方が楽しかったからだ。自分の存在を受け入れてくれるという安心感が学校にはあった。悪ふざけをしても受け入れてくれる仲間がいたし、温かく見守ってくれる教師がいた。

SOSを出す力が極端に不足していても、自分が受け入れてもらえていると感じられれば、もう少し自分なりに頑張ってみようと考えられるようになる。そうした体験から、SOSを出す力を育てることはもちろんだが、SOSを出せなくても安心できる環境を作ることもまた大事だと考えている。

支えてくれた同級生
——学校が居場所になった

愛媛県大洲市に呼ばれて講演をした。私が生まれたのは大洲市内の山あいの寒村で、そのころのことを懐かしく思い出した。中学に進学するとき、私は家を離れて、松山市内の愛光中学という私立学校に進むことになった。山道をバスで延々と下ってから汽車を使う、全体の道のりが3時間近くかかるほど遠い松山市で一人、生活を始めたのだ。

中学1年生で親元を離れる体験はとてもつらかった。そのころは寮がなく、何人かの生徒が生活する賄いつきの下宿での生活が始まった。その時に見た松山城のライトアップは、とくに悲しい記憶としてこころに残っている。

世話になっていた下宿の窓から見える松山城はとてもきれいで、夕食を終えた後、毎晩、ライトアップを眺めていた。ところが夜の9時になると光が突然消えて、山が真っ暗になる。その瞬間、目から涙がこぼれ落ち、胸が押しつぶされそうになる。私は、つらい気持ちのまま泣きながら時間を過ごした。

そのような状態だから、当然、成績は悪かった。いま考えると、うつ状態で頭が働かなかったのだろう。授業に出ても内容がわからない。ますます成績は落ちていった。悪循環だ。

それでも私が不登校にならなかったのは、同級生の存在が大きかった。その意味で、私にとって学校は大切な居場所だったのだ。このように、こころを支える居場所があるかどうかで私たちのこころの状態が大きく変わる。学校でも企業でも、新年度の新しい環境がそうした居場所になるかどうかでこころの健康状態は変わってくる。

気の置けない仲間
――互いを理解、一緒に成長

大学時代に私が所属していた体育会空手部の同期が集まった。空手部総監督に就任した同期を激励しようという集まりだ。一緒に稽古した気の置けない仲間たちだ。それだけに空手の話から学生の指導法まで、率直に意見をぶつけ合い、楽しい時間が過ぎていった。

卒業後40年近くたって、自由に話し合える仲間がいるのはありがたいことだ。慶応義塾大学医学部でこれまで、体育会空手部に所属し全国大会にまで出た学生は、私くらいのものだろう。

医学部は勉強が忙しいし、体力的にも劣っていて、全学の体育会で活動することは難しい。だから医学部だけでクラブ活動をしている。私の場合、医学部だけでなく体育会でも活動できたのは、良い仲間や先輩に恵まれたからだ。

いまでも思い出すが、空手の稽古で先輩と対戦した際、真剣にぶつかり合い、扉を破って道場の外まで飛び出したことがある。そのとき、先輩の拳が私の前歯に当たり折れてしまった。

さすがの私も、それまでとは打って変わってガックリきてしまった。空手部の稽古に出かけようという元気をなくしてしまった。その私を、仲間はしばらくそっとしておいてくれた。

そして、ある程度時間がたったところで誘いにきてくれた。そのタイミングが絶妙で、それからしばらくして私はまた空手部の道場に出かけるようになった。

私のアパートに何人かで迎えに来てくれたときの仲間の表情は、いまでもこころに残っている。新しい年度が始まるたびに、新入生や新入社員が、仲間との体験を通じて成長していってほしいと願っている。

第６章

こころの力を生かそう

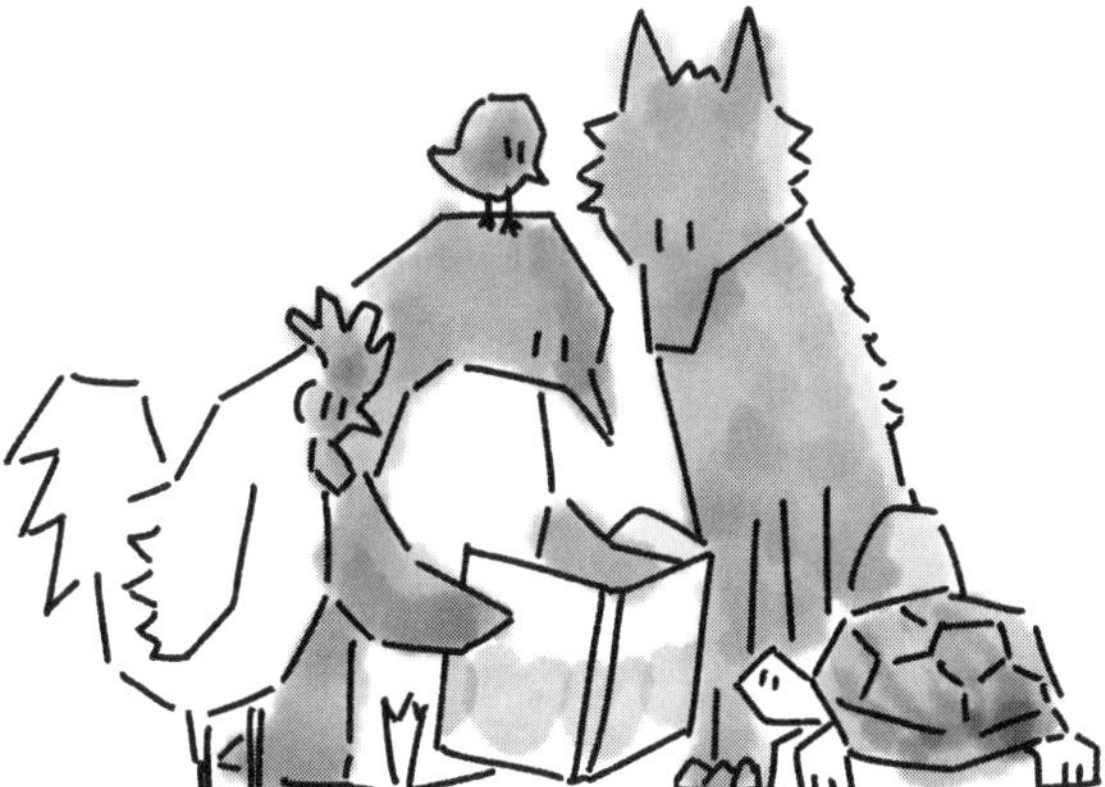

認知行動療法

——気持ちの制御を手助け

２０１５年７月、日本認知療法学会と日本うつ病学会が協力して東京で学術総会を開いた。認知療法がうつ病の治療法として始まったことを考えると感慨深いものがある。認知療法を始めたのは米国の精神科医のアーロン・ベックだ。うつ病の臨床研究をしているときに、患者が否定的な考え方に支配されていることに気づいた。

精神的に落ち込んだ人は、自分や周囲との関係について、そして将来について悲観的に考えている。自分は何もできないダメな人間だと考え、周囲も自分を重荷だと思っているだろうと考える。将来についても、何も良いことがないだろうと悲観的に考える。こうした考えをベックは、否定的認知の３兆候と名づけた。

認知というのは物事を受け取り判断するこころの情報処理のプロセスだ。よく現れているのが、いろいろな出来事を体験したときに瞬間的に頭に浮かぶ考えだ。その考えに目を向けることで気持ちをコントロールする力を高める手助けをするのが認知療法だ。

今から考えると当たり前のようだが、発表された当時はほとんど無視されていた。ベックは辛抱強く説明し、実証的な研究を積み重ねて、ようやく１９９０年代に米国で受け入れられるようになった。遅れること約２０年、日本でも注目されるようになってきた。

学術総会では、認知療法を併用すると薬の量が減らせたり、企業や学校、地域のメンタルヘルスに役立ったりという発表もあった。自分が大事だと考えたことを追求し続けるベックが生み出した成果が、日本でも着実に実を結びつつある。

脱マイナス思考
――現実受け入れ、対策練る

2017年1月4日付のニューヨーク・タイムズ紙に、認知行動療法について取り上げたコラム記事が掲載された。「マイナス思考を克服する年」と題されたコラムでは、まず最初に、私たちは進化論的にマイナス思考をする傾向があると紹介されている。厳しい条件を乗り越えて生き延びるためには、まず良くないことが起きる可能性を考えて身を守る必要があったからだ。

その意味ではマイナス思考は悪いことではないが、強くなりすぎると、心身によくない影響を及ぼす。あれこれマイナスに考えすぎると、気持ちが沈み込んだり不安になったりしやすくなる。自律神経やホルモンのバランスが乱れたり免疫の働きが落ちたりして、体調を崩しやすくもなる。

だからといって、マイナスな考えが浮かんだときに、それを無理矢理押さえ込むのは逆効果だと記事は伝える。ネガティブな考えを否定しようとすればするほど、その考えにとらわれるようになってしまう。

ある人から嫌われているのではないかという考えが頭に浮かんだとき、嫌われていない可能性もあると考えてマイナス思考を追い払おうとしてもうまくいかないことが多い。嫌われている可能性を否定できるわけではないからだ。本人に確認しなければわからない。

そのとき大事なのは、嫌われているかどうかではなく、その人とこれからどのような関係でいたいと考えるか、そのためにどのようにすれば良いかだ。マイナス思考を克服し、良い関係を築くためには、まず現実をありのままに受け入れ、その上で次に進む手立てを考えることが大切になる。

認知症への効用
――現実的な考え方を取り戻す

ある会合に呼ばれて認知行動療法の話をした。この会合は「お福の会」といい、認知症の人や家族を中心にいろいろな立場の人たちが、当事者の視点から認知症についての理解を深め、認知症に関する施策を提案していこうと議論を続けている。

その席で認知行動療法の話をしたと書くと、違和感を覚える人がいるかもしれない。認知行動療法は、うつや不安などのために心理的苦痛を感じたり生活に支障が出てきたりしている人の治療法として知られているからだ。

記憶力や判断能力が落ちている認知症の人に、認知行動療法が使えるのだろうか。自分の認知の働きを振り返り見つめ直すことは、認知機能の落ちた認知症の人にはできないとこれまで考えられてきた。

しかし、こうした考えには誤解がある。認知症と診断されたからといって、認知機能がまったく落ちてしまっているとは限らない。認知症の早期発見は大切だが、少し認知機能が落ちているだけでも認知症と診断される可能性がある。

認知機能の低下は、うつや不安で精神的に不調になっている人でも、多かれ少なかれ存在する。だからこそ、日常生活での判断や考えが現実から乖離（かいり）し、悲観的になりすぎるのだ。原因が異なる認知症でも、現実から乖離した考えに陥りやすく、それが心理的な苦痛を引き起こす。

そうしたときには、心理的苦痛を感じたときに立ち止まって自分の考えを振り返り、より現実的な考え方や判断を取り戻す認知行動療法のアプローチが役立つと私は考えている。

先延ばしの誘惑
——将来の自分、過信は禁物

こころの力を生かして問題に対処するためには、将来の自分を信じすぎないことだ。「先延ばし」の弊害を避けるためのコツだ。

先延ばしの誘惑は至る所に待ち受けている。居酒屋の看板に「ダイエットは明日から」と書かれていたのを見たことがある。おいしそうな料理の写真の傍らにそんな言葉があると「ダイエットは明日からでもよいかな」と考えてしまう。こうしてメタボが進んでいく。子供の頃、夏休みの宿題をそのままにしておいて、2学期の始業式が近づいてきて慌てた経験をしたことのある人も多いだろう。

これらは、将来の自分を信頼しすぎた結果、起きることだ。今すぐに問題に対処しなくても、将来の自分がきちんと解決してくれるはずだと考えているのだ。

しかし、将来の自分もいまの自分と変わりない。むしろ、先になるほど問題が大きくなり、時間がなくなっているだけに、本来の力を発揮することができなくなることの方が多い。

たとえば、3つの課題があるとする。1週間ごとに1課題を終えなくてはならないという締め切りの場合と、3週間後にまとめて3課題の成果を提出するという場合では、1週間ごとに締め切りを設定している方が優れた成果が上がることがわかっている。今できる問題を先延ばしすることは決してよくないのだ。

私たちは時間が十分あるときほど、先延ばしの誘惑が現れやすいので、気をつける必要がある。実は自戒を込めてこの文章を書いている。私はいまだに、時間があったはずなのに試験勉強をしないでいて慌てている夢を見ることがある。

外見整え気持ち晴れやか
――前向きの気持ちを引き出す

スマートウエルネスコミュニティ協議会の分科会に参加したとき、ある参加者から声をかけていただいた。この協議会は、日本が高齢社会を迎えるなか、国民が健康に年を重ねていける持続的な仕組み作りを考えようということを目的として作られた組織で、多くの学術団体や企業が参加している。

私は個人として参加しているのだが、その席である化粧品会社の方から、連載中の「こころの健康学」を読んでいると話しかけていただいた。なぜ化粧品会社の方が健康長寿を目的とした会に出席しているのか不思議に思って尋ねてみた。

そうすると、化粧をすることで心が元気になる手伝いをしたいと考えているからだという。たしかに、私のような精神科医は、患者さんの化粧の具合で精神状態の快復度を判断しているところがある。こころの健康状態が化粧や服装など、外見に現れてくるからだ。うつ状態で落ち込んでいると化粧ののりが悪いが、元気になるにつれてしっかりとした化粧になってくる。

きれいに化粧をしたりきちんとした服装をしたりすると、心が元気になってくる。きちんと身づくろいすることで、気持ちが晴れやかになってくるし、意欲もわいてくる。だから治療の一環で、外見を整えるように勧めることもある。もちろんこうしたことは治療目的だけでなく、日常でも使える生活の知恵だ。

年度が替わる時期、新しいかばんや靴、服装の人たちが多く目に入ってくる。こうした人たちも、意識しないところで、外見を整えて前向きの気持ちを引き出しているのだろう。

優しい表情が緊張をほぐす
――安心できる環境作りを

外見は自分のこころだけでなく、他の人のこころも元気にする。それは非言語的なコミュニケーションといえ、職場や家庭、学校など、いろいろな場面での人間関係にも影響する。

もう30年以上前のことになるが、赤ん坊の行動から非言語的コミュニケーションの大切さを研究している米国の施設を見学したことがある。「ビジュアル・クリフ」と呼ばれる装置を使った実験だった。

「視覚的断崖」とでも訳せばよいのだろうか。物々しい印象を受けるが、それは普通の机の上に分厚くしっかりとしたガラスを置いただけの装置だ。ただ、そのガラスは机の端で終わるのではなく、その先1メートルくらいまで延びている。

実験では、そのガラスの先に母親が立って、8カ月の赤ん坊に反対側からハイハイで母親の方に進んでいくように促す。赤ん坊は机の端までたどり着くと、そこで動かなくなる。その先に机がなく、崖のように見えるからだ。

そのとき母親が「こちらにおいで」と優しい表情で声をかけると、赤ん坊は再び進み始める。ところが、母親がおびえたような表情でまったく同じ言葉をかけても、赤ん坊は先に進もうとしない。赤ん坊は、言葉の内容ではなく、言葉にならない雰囲気に反応しているのだ。

雰囲気に反応するのは赤ん坊に限ったことではない。だからこそ、新年度には、新しい環境で緊張している人たちが安心できる環境作りが大切になる。

職場環境の改善
——達成感は人それぞれ

働く人のこころの健康を守る目的のストレスチェック制度が導入されて、職場環境改善が話題になることが増えてきた。大事な議論ではあるが、一般論として画一的に考えることができない難しさもある。

当たり前のことだが、人によって性格が違うし、大切にしているものも違う。一人ひとりの希望を入れれば、職場全体のまとまりが悪くなる。だからといって、職場優先で考えると、それぞれの社員の働く意欲をそぐ可能性が出てくる。

ある工場で精神科医として相談に乗っていたときの出来事を思い出す。機械を組み立てる部署で、最初から最後までのすべての工程を1人が担当した方がよいのか、それとも流れ作業でそれぞれの人が一部を担当するようにした方がよいのかが議論になった。

問題を提起した人は、1人がすべての工程を担当した方がやりがいを感じられてよいのではないかと考えていたが、必ずしも全員が同じ意見ではなかった。

最初から最後まで責任を持ってやれれば責任感が生まれるし達成感もある。しかし子育て世代の女性からは、すべての工程を担当するのは負担が大きすぎるという意見が出た。子どもが急に熱を出すなどで休まなくてはならなくなることもある。すぐに他の人に代わってもらえるように、流れ作業の一部を担当することにした方が気が楽だ。

仕事に対する思いは人によって違う。仕事を第一に考える人もいれば、プライベートを優先する人もいる。個別性をどの程度許容するかが職場のメンタルヘルスにとって重要なポイントになる。

曜日ごと、活動ペース調整
――環境で変わるこころの状態

曜日には色があると言った人がいる。日曜日から土曜日までまったく同じように過ぎていくのではなく、曜日それぞれに感じる気持ちに特徴があって、曜日によってこころの状態が違ってくるというのだ。

中でも、多くの人のこころが一番軽くなるのが金曜日だろう。以前には花の金曜日を短縮した「花金」という言葉が使われていた。一週間働いてきてホッと一息つける金曜日の心理状態をうまく言い表した表現だ。

最近は「プレミアムフライデー」といって、月末の金曜日には早めに仕事を切り上げて自分や家族のために時間を使おうと呼びかけられている。ウイークデーに働く人にとって、金曜日に続いて楽な気持ちになれるのが木曜日だろう。「花金」ならぬ「花木」と言われたりする。

　一方、週の始まりにはこころや体が重いと感じる人が少なくない。特に月曜日は週末の休みの反動からか、今ひとつスッキリしないという人が多く、精神的な不調をかかえて出社に苦労するという話をよく耳にする。

　もちろん、ここまで書いてきたことはウイークデーに働く人の例で、働き方や生き方は人によって違う。シフト勤務の人、週末や休みに働く人、働かない人、働けない人など様々だ。どの人も、こころはいつも同じ状態にあるわけではなく、周囲の環境の影響を受けて動いている。

　だからこそ、その時々のこころの状態にあわせて自分の活動のペースを調整することが、こころの健康を保つために大切になる。その意味で、曜日に色があるという視点を意識しておくことが大事だ。

自分にとって大切なもの
――立ち止まり考えよう

米国西海岸に住む精神科医アレン・フランセス博士を訪問した。私が米国留学中に世話になった人で、世界的に知られた精神科医だ。そうした立場にいた彼が、妻が重い病気にかかっていることがわかったのを機に、精神医学の第一線をきっぱりと退いた。50代後半の若さで、世界の精神医学をリードする立場にあった彼が突然身を引いたことに驚いた人は多かった。

仕事中毒とまではいえないにしても、早朝から大学で働いている彼の姿を見ていると、仕事への熱意が並大抵のものではないことがわかった。だからこそ世界的に知られる業績を残すまでになった。しかし、彼にとっては、仕事よりも妻のことがはるかに大事だった。潔く引退して、すべての時間を妻の介護に費やすことにしたのはそのためだ。

留学を終えた後も私はよく渡米して彼の家に滞在したが、体が自由に動かない妻の世話をしている彼の姿がいまでもはっきりと記憶に残っている。周囲からの支援を受けながら、彼は自分にできることに力を尽くしていた。妻の病気という大きな問題に直面し、何が大切かを考え行動している彼の姿は印象的だった。

私たちは、毎日の生活のなかで多くの問題に直面し、その問題を解決しようと力を尽くす。問題への対処は大切だが、それにこころを奪われすぎると、自分にとって本当に大切なものを失ってしまうことすらある。

そうしたときに、ちょっと立ち止まって自分にとって何が大事かを考える余裕を持つことの大切さを、潔い彼の姿勢から教わった。

精神科医療
――本来の力、生かす大切さ

私が米国留学中に指導を受けた精神科医アレン・フランセス博士が妻の看病のために第一線を退いた話を書いた。世界で活躍していた精神科医だっただけに誰もが驚いたが、妻の看病が何よりも大事だと考えての行動だった。

その彼が、10年以上たって『〈正常〉を救え』（講談社）というタイトルの本を出版して、再び世界で注目されることになった。これもまた、私たちにとって大切なことに目を向けようという趣旨の本だ。

アレン・フランセス博士は「DSM-5」という略称で知られる米国精神医学会による精神疾患の分類をまとめたこともあって名前を知られることになった。DSMは主観的な基準で判断されがちだった精神疾患を主要な症状ごとにまとめ、世界標準といえる内容になっていた。多くの精神科医が使うようになったが、そうなると、うつや不安など精神症状ばかりに目が向けられるようになる。

そうした症状に苦しんでいる人は多く、手助けするのが精神科医療の目的だ。しかし、症状ばかりに目を向けてしまうと、人が本来持っているこころの力に目が向きにくくなる。私たちはうつや不安などこころの苦しみを体験するが、一方で苦しみを和らげようと工夫するこころの力を持っている。現実の問題に目を向け、解決しようとするこころの力も持っている。

悩みや問題に対処するためには、そうしたこころの力を生かさなくてはならない。そのようなこころの力の大切さを強調したいという思いが、「正常」を救えというタイトルには、込められている。

被災地で学ぶこと
——何気ない挨拶、復興の糧

東日本大震災で大きな被害を受けた宮城県女川町を2015年9月に訪れた。これで3カ月連続だ。7月と9月は、これまで実施してきた活動の一環で、私が専門とする認知行動療法のスキルを使ったストレス対処法を住民や支援者に紹介した。

一方、8月は、私が米国留学中にお世話になったアレン・フランセス先生と一緒に半ば私的な形で訪れた。米国の精神科医がいたためかどうかわからないが、住民からこれまでとは違ったプライベートな話をいくつか聞くことができた。

なかでも、毎日の挨拶を大切にしようという取り組みに関する話はこころを打つ内容だった。私は涙ぐんでしまい先生の通訳ができなくなった。それは、住民の強い後悔の念から出発した取り組みだったからだ。

地震があった朝に子どもと言い争いになって、別れたまま津波でその子どもを亡くした人がいる。高齢で体が不自由な祖父母を助けにいって命を落とした子どもの親は、何かのときには助けに行ってほしいと言っていたことを後悔している。自分は仕事があるので子どもに自分の思いを託していたのだが、それが子どもの命を奪ってしまった。

しかし、そこに立ち止まらずに先に進もうとしている住民の姿は印象的だ。その人たちは辛い体験から、その時々を大切にしたいと思うようになったという。

挨拶、感謝の言葉、笑顔など毎日、何気なくしていることがとても大きな意味を持っている。それを再認識して日々の生活で実践することで、復興に向けてのこころの健康の糧にしようという、住民の強い思いが伝わってきた。

つながりが地域の力に
――女川町にて

宮城県女川町で「健康をつくる町民のつどい」が2016年2月に開かれ、私も参加した。2011年の東日本大震災以来、私は町を定期的に訪れて、住民のこころの健康づくりに携わってきた。復興が進んでいるとはいえ、もがいている人もまだいる。

2015年に女川駅まで列車の運行が再開されたが、復旧する前は、仕事が終わった後に移動し、夜遅くに仙台駅からタクシーに乗っていた。そして翌日、仮設住宅の中にある小さな集会所で、住民と地域の食べ物を食べながら雑談したり、一緒に歌ったり、専門家として話をしたりしてきた。

こうした活動が続けられたのも、地域のつながりを取り戻し、それを確認したいという住民の気持ちが強かったからだ。欧米の研究から、よい形で人間的なつながりがある地域では、うつ病になる人が少ないことがわかっている。私たちの研究でも、そうした地域では自ら命を絶つ人が少ないとの結果が得られている。

今回の集まりは、復興しつつある駅前商店街の一角に建てられた集会所で開かれた。そこに呼んでもらえたことは、ともに頑張ってきた仲間として認めてもらえたようでうれしかった。

健康相談コーナーの横にある会場で行われた、子供たちと住民が一緒に踊るイベントには圧倒された。5年間育んできた住民の熱気が会場にあふれた。そのおかげだろう、曇り空が一気に晴れて暖かくなった。

その後、私も認知行動療法の視点から、こころの健康について話したが、多くの人が耳を傾けてくれた。お土産にもらったカマボコを手に列車に乗った私のこころも温かくなっていた。

女川町職員の決意
――生きて息子の記憶守る

宮城県女川町の話を続けよう。私が米国留学時に指導を受けた精神科医が2015年の夏に来日し、一緒に町を訪れた。東日本大震災の被災地の人に会って話を聞きたいと言われたからだ。

女川町では震災時の様子やその後の活動について話を聞いた。一段落したところで町の職員が個人的な体験を話し始めた。その人の長男が津波にのまれて亡くなったことは以前に聞いていたが、それは祖父母を助けに戻ったからだという。

その職員は、自分は公的な仕事をしているので何かことが起きても年老いた両親を助けるような私的な行動を取ることはできない。だから、そうしたときの手助けを自分の長男に託していた。そして、その約束を守って職員の両親、つまり長男からすると祖父母を助けに戻って津波にさらわれたのだということ。

職員は、そのようなことを息子に頼んでいたことを心から後悔して、涙ぐみながら話をした。これまで私とは公的な関係で町の支援を頼んできたので、私的な話ができなかったという。

その話を聞きながら、職員が熱心に町の住民のこころの健康のために取り組んできた理由の一つがわかったような気がした。話し合いの最後に職員が発した言葉は、とても重く私のこころに残っている。

人間は二度死ぬのだという。一度目は命を落としたときだ。そして二度目は、亡くなった人を覚えている人がいなくなったときだ。二度目の命を落とさせないように自分はこれからも生きていくとの言葉は、私の心に響いた。そして、その思いに応えるためにも、手伝いを続けたいと考えた。

なぜ眠るのか
――量より回復度合い重視

熊本地震（2016年4月）で最初の震度7が起きてから1カ月が過ぎた。本震の大きさはもちろんのこと、余震が続いており、被災者の人たちは安心できない毎日を送っていることだろう。

東日本大震災のときもそうだが、大きい災害が起きると不眠を訴える人が増える。これは自然な現象で、いつまた大きい揺れが襲ってくるかわからないときに、ゆっくりと眠っているほど危険なことはない。自分や大切な人を守るためには、いつ何が起きても対応できるような態勢を取っておかなくてはならない。

だからといって、まったく眠らずに危機的状況に備えなくてはならないというわけではない。いろいろな出来事に対応できるように可能な限り体を休め、心身のエネルギーを蓄えるようにしておくことは大事だ。

睡眠には、疲れを取り次に備えるという意味合いがある。睡眠は、いつ眠っているかやどのくらい眠れているかではなく、起きている時間帯にどれだけ活動できるエネルギーが残っているかが大切だ。

なぜこのようなことを書いているかというと、本来の睡眠の意味を忘れて、規則正しく眠らなくてはならないといった考えや、ゆっくり時間を取って眠らないといけないといった考えに縛られ、つらい気持ちになっている人がいるからだ。

睡眠薬を服用する人もいる。その結果、翌日の眠気などの副作用に悩む人が出てくる。これでは本末転倒だ。災害時に限ったことではないが、睡眠については、心身の疲れを取るという睡眠本来の目的を忘れないようにしておきたい。

レッテルに縛られないで
――それぞれの個性を理解

インターネットを見ていたら、最近の新入社員の驚いた行動という特集が載っていた。どれも「ある、ある」で興味深く読んだが、新年度が始まると、会社でも学校でも新人の言動に関心が向く。

だいたいは「昔と違って今の若者は……」という論調になりがちだが、意外と同じようなことが言われ続けているように思う。私たちが若いときは大人になりきれない若者が増えた「モラトリアム人間の時代」などの表現が流行した。

その後も「シラケ」や「オタク」などの言葉が使われたが、全体の流れとしては、若者が組織や社会に積極的に参加しなくなっていると考える年配の人が多いと思う。そういわれた若者が年を取ると、また同じような感想を若者に持つようになる。

これが時代によって変化している若者像なのか、年齢によって変わる若者への見方なのか、私にはよくわからない。ただ、私たちはレッテルを貼ることが好きなようだ。私たち精神科医の世界でも「新型うつ病」という言葉が一時よく使われた。「うつ病」という診断名を盾にして仕事を休んで旅行に行くなど、自分勝手な生き方をしている人を指す表現で、そうした若者が増えているといわれた。

もっとも職場のメンタルヘルスに長く携わる私には、そうした人は昔からいて、うつ病の治療は治療としてきちんと行い、労務管理は労務管理としてきちんと行えばよいことのように思えた。人にはそれぞれ個性がある。レッテルにあまり縛られないで、一人ひとりの個性を理解して接することが大事だ。

思い込みの怖さ

——物差しの違い気づけず

最近、働く人のパフォーマンスの向上やメンタル不調の予防を目的に活動しているビジネストレーナーの人たちが講話のなかで、マルハナバチを引き合いに出しながら「思い込み」の力について話をすることが多いと聞いた。

その話を聞いて知ったのだが、マルハナバチは、航空力学の理論では飛べるはずがないと考えられていたという。もしマルハナバチが、自分は空を飛べないと考えていたとすれば、とうてい飛ぶことはできなかっただろう。いや、空を飛ぼうという発想さえ出てこなかったかもしれない。

逆にいえば、自分は空を飛ぶことができないはずだという航空力学の理論を知らなかったからこそ、マルハナバチは空を飛ぼうとしたし、実際に飛ぶことができたのだ。

私たちは、思い込みによって、本来ならできることをできないと考え、せっかくの可能性をつぶしてしまっていることがよくある。

同じ「飛ぶ」という現象でも、飛行機のように羽が固定されている物体が揚力を使って飛ぶ場合と、マルハナバチのような昆虫が羽を自在に動かして空中を飛ぶ場合とでは、飛ぶメカニズムが違っているという。そもそも飛行機とマルハナバチとでは大きさが全然違う。そこにも、メカニズムの違いが隠れている。

思い込みの怖さは、すぐにわかる幾つもの違いに気がつかないままに全く違う物差しで判断して、結論を決めつけてしまっているところにある。一方的な思い込みから解放されれば、私たちは、自分本来の力を発揮できるようになる。

一日一度、思考を整理
――マインドフルネスの効用

マインドフルネスについて改めて考えてみた。マインドフルネスというのは、私が専門にしている認知行動療法のアプローチの一つで、ありのままの自分の状態をそのまま受け入れるこころの状態を指す。

忙しい毎日を送っていると目の前の問題の処理に追われ、自分の考えや気持ちを振り返る余裕がなくなる。いつの間にか、自分の考えが現実のように思え、現実に目を向けて問題を考えることができなくなる。

目の前の問題が大きくて自分の手ではどうすることもできないと考えただけで、本当に大きな問題のように思えてきて、本来の力を発揮できなくなる。無気力になって、ますます状況が悪化してくる。これが、いわゆるうつ状態だ。

だからといって、自分の力を過信するのも問題だ。人生を左右する大きな問題でも、頭の中で大した問題ではないと考えると、ささいなことのように思えてくる。そのために適切な対応をし損なったり向こう見ずな行動を取ったりして、取り返しがつかない状態に自分を追い込んでしまう。

いずれの場合も、考えと現実が違うことを見失った結果、起きてくる問題だ。そうした状態に陥らないようにするためには、一日一度、ゆっくりと息をしながら全身の感覚を確認し、現実をありのままに受け入れる時間を持つようにする。

そうすれば、体の違和感だけでなく、こころの違和感にも気づける。日常に流されていた自分を取り戻し、現実の問題にきちんと向き合えるようになる。これこそがマインドフルネスの効用だ。

認められることが大事
――こころの支えに

2017年5月末、米国精神医学会の学術総会にあわせて米国西海岸に行った。会場の近くに住む知人の精神科医、アレン・フランセス博士の家に滞在したこともあって、学会に出席しただけではわからない新しい情報をいろいろと知ることができた。

フランセス博士は世界的に知られた精神科医で、現役を退いた今でもツイッターやブログで自分の考えを発信し続けている。しばらく前に出版された本『〈正常〉を救え』（講談社）では、精神疾患の治療を必要とする人が治療を受けられていない一方で、精神疾患の過剰診断のために不必要に投薬されている人が少なくないことに警鐘を鳴らし、世界的に注目された。また私たち一人ひとりが持つこころの力に目を向け、それを生かすことの大切さも強調している。

私がフランセス博士と出会ったのは、私が米国留学をしたときだった。英語がさほど得意でないこともあって苦しんでいた私に、「あんなに良い車を作っている国から来たんだから、きっと頑張れるよ」と声をかけてくれたのがきっかけだった。1980年代半ばで、日本の車が米国で注目されるようになってきた時期だった。

考えてみれば、私が車を作っていたわけではないので、私がほめられることでもないように思えるが、日本人としての自分の存在を認めてもらえたことがうれしかった。

どのような形であっても、人から認められることがこころの支えになることを、身をもって体験することができた。それが、その後精神科医として私が患者さんに接するときの姿勢に影響していることは間違いない。

自分を責めずに
――できる範囲を冷静に判断

リオデジャネイロのパラリンピックの競技を見ていて、選手たちが上手に周囲のサポートを生かしているのがとても印象的だった。それは、自分の力でできることと、周囲からのサポートが必要なこととをきちんと区別し、そのふたつの力を上手に統合することができているからだろう。

私は講演で、「友だちとお茶をする」と「友だちをお茶に誘う」の違いについて話すことがよくある。それは、自分だけではできないことと自分だけでできることの区別をすることがこころの健康にとって大切だということを聴衆に知ってもらうためだ。

「友だちとお茶をする」ことができるかどうかは友だちの都合によって違ってくる。相手が忙しければ失敗してしまう可能性がある。「友だちをお茶に誘う」という行動は、電話をしたりメールを送ったり、自分一人で完結できる。自分さえ頑張れば失敗しない。

悩んでいるとき、相手の行動までコントロールしようとしていることが少なくない。子育てで子どもが問題な行動を取るとき、自分の責任のように考えて自分を責める親がいる。介護で相手が思うように応じてくれないときも同じだ。

いくら自分を責めたところで、子どもも介護対象者も自分の意思を持った一人の人間だ。期待するように動くとは限らない。自分の責任を感じすぎてしまうとつらくなる。

そうした問題に適切に対処できるようになるためには、自分にできる範囲を冷静に判断し、必要に応じて人の手助けを求めるようなこころの柔軟性をもつことが大切になる。

自分なりに力を尽くす

——困難から逃げない姿勢がプラスに

思うように体が動かないことを悩んで相談に来た大学運動部の学生がいた。いざという瞬間に動きがぎこちなくなる「イップス」という状態だ。

高校時代にけがをしたのがきっかけで、そのような状態が強くなっていった。それでも正選手になれないかというと、それほどひどい状態ではない。正選手に選ばれることもあれば、補欠に回ることもある。

よくよく話を聞くと、その運動部は関東地区でも有数の強豪で、高い成績を挙げている。そうした運動部で正選手の座を狙える位置にいることには満足している様子だった。

ただ、レベルの高い運動部だけに練習は厳しい。いくら頑張っても正選手の座を守り続けることができない。本人は、もっとスムーズに体を動かせれば正選手の座を守り、部活動を中心に楽しい大学生活を送れるのにと悩んでいる。

そんなに悩むならば、いっそのこと部活動をやめようとは思わないのかと尋ねると、やめる気はないと断言する。スポーツで身を立てようとは考えていないが、大学時代は全力を尽くしたいという。

そこまで話が進んで、その学生が気づいたのは、自分にとっては正選手になれるかどうかが大事なのではなく、おかれた環境で自分なりに力を尽くせるかどうかが大切なのだということだった。

体の動きのぎこちなさを悩むのではなく、どうすれば好きなスポーツに打ち込めるかを考えることが大切だし、困難から逃げないで取り組む姿勢がその後の生き方によい形で生きてくると考えられる。

さみしさ埋める活動が大切
——時間をかけて見つけよう

「早く復帰して仕事をしなくてはと考えるのではなく、仕事をしたいと考えるようになってから復帰を考えた方がよいでしょう」と言ったところ、「以前から、そんなに仕事をしたいと思ったことはありません」と返されて、妙に納得した経験がある。精神的な不調のために休職していて、出社できるほどに状態が改善してきた人と話をしたときのことだ。

このように体調がよくなってくると「早く復帰しなくては」と考えて焦る人が多い。「皆に迷惑をかけて申し訳ない」「自分の居場所がなくなるのではないか」など理由は様々だ。だが義務感が強すぎると、改善しきれていないにもかかわらず無理をして出社し、結局は再び休職することになりかねない。

だからこそ、義務感が弱くなってから出社を検討しようという意味で「仕事をしたくなってから」と言ったのだが、見事に切り替えされてしまった。言われてみればその通りで、私自身も義務感に駆られて仕事をしていることが多い。

このことを思い出したのは、年度末に退職する人のことを考えたからだ。私自身も体験したことだが、いくら義務感で働いていたとしても、退職するとなると寂しい気持ちがわいてくる。仕事から離れるだけでなく、一緒に働いていた人や場所と離れるのはどこか寂しい感じがするものだ。

幸い私自身は、それまでの仕事を別の場所で続けることができた。退職してもまだ先の人生は長い。時間をかけながら、その穴を埋める活動を見つけることがこころの健康にとって大切になる。

ぼんやりとする時間
——脳、活動時の情報整理

団塊の世代の特徴だろうか。これまで私はほとんど休む暇なく仕事をしてきた。そのためだと思うが、ストレス解消法をよく尋ねられた。

相手の人は趣味などを聞きたいと考えて質問しているのだろうが、私には、趣味といえる趣味はない。だから、ストレス解消法は「寝ること」くらいだと答えていた。時間ができると、自宅でぼんやり横になったり、ときには長々と眠ったりするのが気持ちよく、それがじつに良いストレス解消になっていた。

幸いなことに、睡眠が趣味のようになっている私は、日中に長く昼寝をしたからといって、夜に眠れなくなることはなかった。怠け者のようで、少し後ろめたい気持ちにもなるが、ぼんやりとした時間を持つことがこころの健康に大切だということが、脳科学研究からわかってきている。

脳神経学者が「デフォルトモードネットワーク」と表現しているが、何もしていない時間でも脳は活発に動いている。積極的に考えたり行動したりしていたときに取り込んだ情報をまとめて整理しているのだ。

その意味では、作業の成果を上げるためには上手に休憩時間を取ることが大切だ。働きづめだと現実に柔軟な目を向けながら対応するのが難しくなる。状況に即した適切な判断や、先を読むことができなくなる。現実に流されるようになり、ミスも犯しやすくなる。善悪の判断ができなくなることさえあるという。

こうした状態を避けるためにも、慌ただしい世界から離れてぼんやりと自分を取り戻す時間が必要だ。

車いすの96歳、動かす夢
――ベック先生との再会

２０１７年10月初めに久しぶりに米国フィラデルフィアに出かけた。私が専門にする認知行動療法を提唱したアーロン・ベック先生にゆかりのある人の集まりに招待されたためだ。

私が米国留学中に初めてベック先生に会ってからもう30年になる。ベック先生は96歳になったが2日間の会議にずっと出席していた。だからといって、決して体が健康というわけではない。目の病気で視力はほとんど失われているし、脚も弱くなって車椅子の生活だ。会議前に「懐かしいからといってハグをしないように」というメールが参加者に届いたほどだ。

しかし、ベック先生に会うと、体が不自由だからといって、こころまで不自由になるわけではないことがよくわかる。精神的にはまったく元気で発言は相変わらずシャープで、その内容はユーモアに富んでいた。

じつは会議の少し前に、全世界400万人が登録するＭｅｄｓｃａｐｅという医療サイトが20世紀に最も影響を与えた医療者のランキングを発表し、ベック先生が4位になったことが仲間内で話題になった。先生は今では世界的に認められているが、それまでの道のりは平たんではなかった。自分の考えに誰も耳を傾けてくれないので、当時13歳の娘に話して聞かせていたと、会議の席でも笑いながら話していた。

そのように苦しい体験をしていても、自分にとって大切な夢を大事にしてきたからこそ頑張り抜けたのだろうし、体が不自由になっている今でも頑張っていられるのだろう。その様子を見て、私も大きな力をもらうことができた。

アルコールは上手に
――お酒には抑うつ効果も

忘年会のシーズンだ。私も大学病院に勤務していたころは、この時期になると、入院病棟や外来、研究室など、いろいろな仲間との忘年会が続いた。忘年会は、いつもは仕事中心の会話をしている同僚と、違う雰囲気で話せてつながりを確かめあえる貴重な機会だ。そうした場にはアルコールがつきもので、人間関係をスムーズにする潤滑油のような役目を果たすが、こころの健康という意味では気をつけた方がよい点もある。アルコールには気分を抑うつ的にさせたり、眠りを浅くさせたりする作用があるからだ。

こころが弱っているときにはとくに注意が必要なのだが、外来でそのように話すと不思議がる人が少なくない。「だって、お酒を飲むと楽しくなるじゃないですか」と聞かれたりする。しかしそれはアルコールによって脳の働きが落ちるからで、気持ちが明るくなっているわけではない。

アルコールは「ダウナー」と呼ばれ、気分を押し下げる薬理作用がある物質群のひとつなのだ。気分を晴らすつもりで飲んでいたアルコールのために逆に気分が落ち込み、さらにアルコールの量が増えるという悪循環にもなりかねない。

またアルコールを飲むと寝つきが良くなるように思えるが、眠りの質は悪くなるので注意しなくてはならない。アルコールをたくさん飲んだ後は夜中に何度も目が覚めるようになるなど、ぐっすり眠ることができなくなる。

また、お酒を飲むと事故に遭う確率が高くなる。忘年会で心機一転、新しい年を迎えるためにも、アルコールを上手に使いたい。

節酒するには
——別な行動で気持ちそらす

講演会で「アルコールを飲み過ぎると気分が沈んだり眠りが浅くなったりします」と話すと、あなたは飲まないのかと尋ねられることがある。私も人並みにはアルコールを楽しむ。飲みながら親しい人たちと時間を過ごすのは楽しいし、話が弾んでこころが元気になる。

しかしアルコールの好きな人は、気をつけないと次第にその量が増えてきて、心身に良くない影響が出ることがある。いつの間にか、アルコールに飲まれるようになってしまうのだ。

こころが疲れているときには特にそうなりやすい。アルコールを飲むことで現実の問題から目をそらしたいという心理が働きやすいからだ。だからといって、飲む量を減らそうとか、飲むのをやめようとか考えてもなかなかできない。

私たちは、何かをやめようと思うと、かえってそれが気になってしたくなる傾向がある。だから、ある行動を減らすためには、それを減らそうとするのではなく、したくなったときに別の行動を取るとよいとされている。しかし、酔いが回ってくると、自分でそうした行動を取るのは難しい。

そのようなときには周りの人に声をかけるようにしてもらってもよいだろう。他の人の支えはとても大事で、断酒や節酒、そして禁煙などで、同じような悩みをかかえた人同士の支え合いが役に立つことがわかっている。

お互いの悩みを話すことで精神的に支え合えるのはもちろんだが、健康的な行動を通してそれぞれ体験できた良い変化を共有することが、前向きな気持ちを生み出してくれる。

宵越しの銭は持たぬ
――「他人のため」で幸せに

年末が近づくと、私は「江戸っ子は宵越しの銭は持たぬ」という表現を思い出す。私は田舎育ちで、子どもの頃、江戸っ子というのは気っぷが良いものだと憧れた。ただ私は最近まで「宵越し」を「年越し」と勘違いしていた。だから年の瀬になると思い出すのだ。

この言葉の意味には諸説あるようで、江戸時代はお金の預け先がなかったからだとか、火事が多かったから貯めておく方が危険だったからだとか、そもそも貯めるほどの収入がなかったとか、いろいろ書かれている。なかでも私が興味を持ったのは、お金を人のために使えば商売繁盛になる、今でいう経済の活性化をもたらすことを示した言葉だという説だ。

お金が幸福感に影響するという学説がある。といっても、たくさんお金を得ることで幸せになれるというのではない。

２０１６年の日本ポジティブサイコロジー医学会で、米国のエリザベス・ダン博士が「幸せなお金の使い方」と題したビデオ講演をした。博士の研究によれば、私たちは自分のためだけにお金を使うときより、家族や友だちのためにお金を使うときの方が、明らかに幸福感が高くなるのだという。

さらに興味深いことに、他人のためにお金を使うと、血圧が安定するなど体にも良い影響が表れる。それも大金ではなく、遊びに使う程度のお金を家族や友だちとの食事に使うだけで、こうした変化が認められるというのだ。

現代の研究成果を江戸っ子は身をもって実証していたのだろうと思い、私は嬉しくなった。

人間関係に助けられて
──私たちは人のなかで生きている

飛行機の中で、連載「こころの健康学」の読者から声をかけていただいた。ごく簡単なやりとりだったが、楽しみに読んでいるという話を聞き、うれしくなった。

私はいろいろなところで講演をする機会が多い。そうしたときにも連載の切り抜きの束を見せたり、楽しみにしていると言ったりしてくれる読者がいる。ちょっと恥ずかしい気はするが、それよりもうれしい思いが強く、こころが温かくなる。

自分が考えていることを新聞や雑誌で書いたときに、それに対して直接コメントをもらうことはあまりない。一方通行なので、書いた内容が果たして読者の役に立っているのか気になることがある。もっとも、反響があったとしても、厳しい内容だと辛くなると思うが、反響がないのも寂しい。人のこころはなかなか厄介だ。

そうした中で、私の書いた内容を評価してくれる声に接すると、自分が人の役に立っていると思えてくる。やはり私たちは人のなかで生きているのだ。人間関係で傷つくこともあるが、人間関係に助けられることも多い。

一年を振り返ると、今年も私はずいぶん多くの人に助けられた。３月末に勤めていた研究センターを定年退職して、自分でオフィスを持って活動を始めた（２０１５年当時）。以前に慶應義塾大学を離れたときもそうだったが、所属している組織から離れると、どこか寂しい気持ちになる。

そうした漠然とした寂しさを埋めるのもまた人間関係だ。それを体験できたことに感謝して、新しい年を迎えたい。

あとがき

２００１年から日本経済新聞に連載中のコラム「こころの健康学」の一部をまとめた前著『「こころ」を健康にする本』（日経サイエンス社発行／日本経済新聞出版社発売）が大変好評だったおかげで、残りの原稿をまた少しまとめて出版することになった（２０１５年６月から２０１８年８月にかけて掲載した記事の一部）。自分が書いたものがそのように好意的に受け入れていただけるのは、驚きであり、嬉しくもある。

私がこうした原稿を書くときには、何かアドバイスをするというより、読者の方がご自分の力に気づき、その力を生かせるような役割を果たすことができればと考えている。それは外来診療やカウンセリングの場面でも同じで、患者さんが自分の持っている力に気づき、それを生かせるような会話ができると良いと考えている。

いくら専門家といっても、著者も読者と同じ人間であり、目の覚めるような解決策が次々と思い浮かぶわけではない。それに、実際の問題については、現実場面で苦労し工夫を重ねている患者さんが一番よく知っていて、解決の手がかりに最も近い位置にいる。

私たち専門家ができることは、その患者さんがその力を生かせるように手助けすることだけだ。いや、それが自然にできるようになれば、専門家としては一人前だと、私は考えている。

こうした関係は、書籍や新聞のコラムの場合でも同じで、それを読んでくださる人が自分の持っている力を生かせるような内容のものを書きたいと考えている。そのような思いで書いているものを多くの方が好意を持って受け止め活用していただいているとすれば、これほど嬉しいことはない。

このような思いは、私が開発に携わっている認知行動療法の学習サイト「こころのスキルアップ・トレーニング」を監修しているときも同じで、これまた多くの方たちに利用していただいている。最近の私たちの研究では、サイトを使うことで面接がより効率的、効果的に実施できることがわかっているが、これも専門家だけの力によるものではなく、利用者の方々が自分の力を生かしながらサイトを利用しているからだと推察している。

「こころのスキルアップ・トレーニング」では、そうした認知行動療法の考え方を学習できるコースを作った。そして、今後はその利用状況を見ながら、ＡＩ（人工知能）を活用することでより簡便に、わかりやすく認知行動療法を学習できるような仕組みを作っていくことを考えている。

このようにいろいろなことにチャレンジしている私だが、その基礎になる考え方は「こころの健康学」の原稿を書きながら身につけていったものだ。そういった意味でも、「こころの健康学」で書いた内容は今なお役に立つものが多く、本書を手に取った方々のお役に立てるものと信じている。

２０１８年11月

大野 裕

もっと知るには…

「こころのスキルアップ・トレーニング」のウェブサイト　https://www.cbtjp.net/

『保健、医療、福祉、教育にいかす　簡易型認知行動療法実践マニュアル』大野裕／田中克俊　きずな出版　２０１７年

『マンガでわかりやすいうつ病の認知行動療法　こころの力を活用する7つのステップ』今谷鉄柱　著　大野裕　監修　きずな出版　２０１５年

『はじめての認知療法』大野裕　講談社現代新書　２０１１年

『こころが晴れるノート　うつと不安の認知療法自習帳』大野裕　創元社　２００３年

著者　大野 裕（おおの ゆたか）

精神科医。1950年生まれ。慶應義塾大学医学部卒業。コーネル大学医学部、ペンシルバニア大学医学部留学などを経て、慶應義塾大学教授、国立精神・神経医療研究センター認知行動療法センター長を歴任。2015年4月より同認知行動療法センター顧問。日本認知療法・認知行動療法学会理事長。日本ストレス学会理事長。日本ポジティブサイコロジー医学会理事長。認知行動療法研修開発センター理事長。ストレスマネジメントネットワーク代表。

気持ちが晴れればうまくいく

「こころ」を健康にする本 II

2018年12月19日　第1刷

著者　大野 裕

発行者　鹿児島昌樹

発行所　日経サイエンス社

http://www.nikkei-science.com/

発売　日本経済新聞出版社

東京都千代田区大手町 1-3-7

電話 03-3270-0251

印刷・製本　シナノ パブリッシング プレス

ISBN978-4-532-52076-2
